你好，我是社区医生

——梅陇家门口医院里的故事

主 编

杨 振 马应忠 魏新萍

上海科学技术出版社

图书在版编目（CIP）数据

你好，我是社区医生 ：梅陇家门口医院里的故事 /
杨振，马应忠，魏新萍主编. -- 上海 ：上海科学技术出
版社，2024. 8. -- ISBN 978-7-5478-6694-8

Ⅰ．R197.1

中国国家版本馆CIP数据核字第2024WA8061号

你好，我是社区医生
——梅陇家门口医院里的故事

主编　杨　振　马应忠　魏新萍

上海世纪出版(集团)有限公司
上 海 科 学 技 术 出 版 社　出版、发行
(上海市闵行区号景路 159 弄 A 座 9F - 10F)
邮政编码 201101　www. sstp. cn
江阴金马印刷有限公司印刷
开本 787×1092　1/16　印张 12.25
字数：150 千字
2024 年 8 月第 1 版　2024 年 8 月第 1 次印刷
ISBN 978 - 7 - 5478 - 6694 - 8/R·3045
定价：68.00 元

本书如有缺页、错装或坏损等严重质量问题，请向工厂联系调换

编 委 会

长处方

医联体
全称为医疗联合体，是一种将同一个区域内的医疗资源整合在一起的管理模式。医联体通常由一个区域内的三级医院与二级医院、社区医院、村卫生室等组成，旨在解决百姓看病难的问题，通过实现基层首诊、双向转诊、急慢分治、上下联动的分级诊疗格局，提高医疗服务效率和质量。

家庭病床
简称"家床"，指医疗机构在患者家中设立病床，并由医护人员上门提供诊疗、康复、护理等服务。家庭病床服务主要针对那些需要连续治疗但因生活不能自理或行动不便而难以到医院就诊的患者，通过在患者家中提供病床，医疗服务得以延伸到家庭，帮助患者在熟悉的环境中接受治疗和护理。

分级诊疗
指按照疾病的轻重缓急及治疗的难易程度进行分级，不同级别的医疗机构承担不同疾病的治疗，逐步实现从全科到专业化的医疗过程。以医联体建设为载体，以常见病、多发病、慢性病分级诊疗为突破口，不断完善顶层设计，构建更加科学的分级诊疗格局。

家门口医院的
贴心关照

签约服务
基层医疗卫生机构按照国家和本市有关规定与居民签订家庭医生服务协议，居民在签约后，将享受到家庭医生团队提供的基本医疗、公共卫生和约定的健康管理服务。

专家下沉
上级医院下派到基层医疗卫生机构的专业技术和管理人员，通过坐诊、带教、指导以及参与行政、业务管理等多种方式，提升基层医疗卫生机构的管理和服务水平。

延伸处方

家庭医生
简称"家医"，又称全科医生，是以家庭医疗保健服务为主要任务，提供个性化的预防、保健、治疗、康复、健康教育服务和指导，解决社区居民日常健康问题和保健需求。

号源下放

更多关照，详阅本书 ……

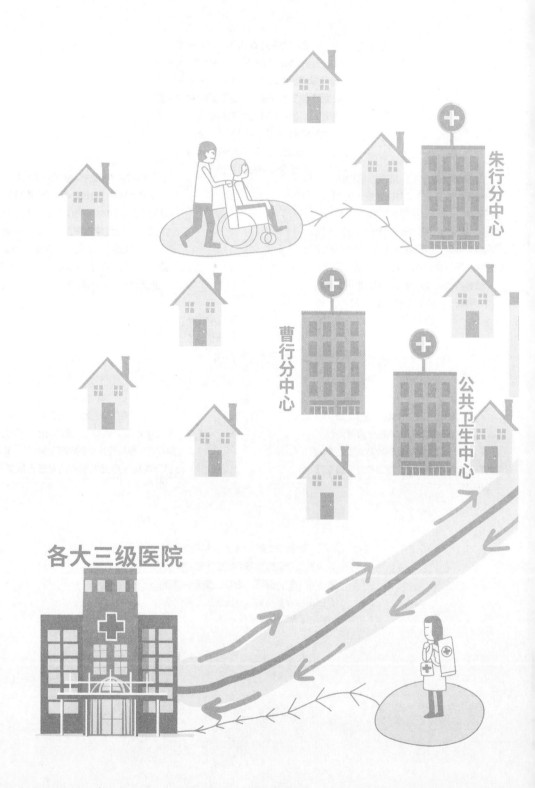

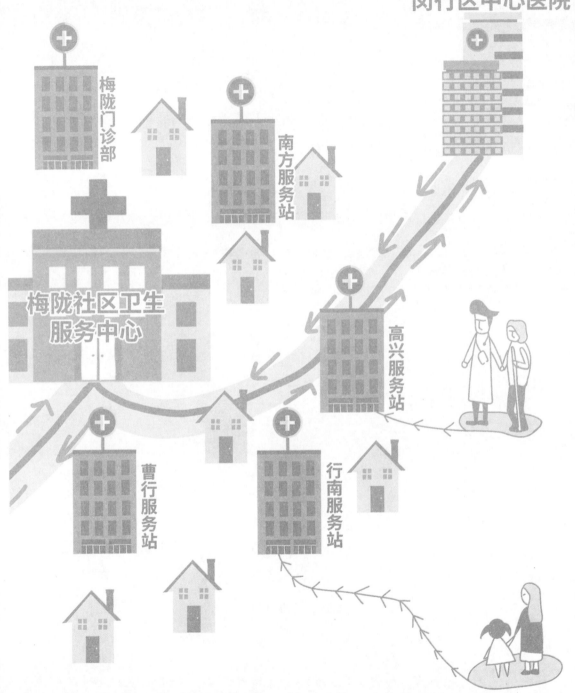

闵行区中心医院

梅陇门诊部

南方服务站

梅陇社区卫生
服务中心

高兴服务站

曹行服务站

行南服务站

序

　　社区卫生服务中心,让居民在家门口就能得到全科医学、中医、康复等专业防治和健康教育,以及包括安宁疗护在内的全方位、全生命周期的医疗卫生服务,被居民称为"家门口的医院"。其实,社区卫生服务中心的职能在某些方面,特别是公共卫生、疾病预防与健康促进等方面,有诸多便利和优势。

　　"家门口的医院"作为非营利性基层医疗卫生服务机构,通过健康管理,运用适宜中西药及技术承担社区居民常见病、多发病、慢性病的防治工作。同时,承担疑难病症与重症病人的救助、转诊、随访、康复等任务。社区卫生服务中心,既是医疗服务的"出发第一站",也是"最后一公里"。为老弱病残、行动不便的慢性病病人提供家庭病床、社区护理等持续性、综合性、个体化的上门服务,针对不同体质、不同生活习性的居民,制定包括心理、饮食、起居、运动等多方面的保健措施,用科学技术保护和促进人民群众的生命健康。

　　要做好这一系列的健康保健工作,医学科普是重要的抓手。只有让社区居民理解健康的第一责任人是自己,才能激发他们努力地去争取健康;只有让居民了解疾病是从哪里来的,才能让他们关注疾病的预防;只有告诉民众许多疾病是可以治疗的,才能让他们积极配合治疗,取得良好的效果。如今我国政府大力推进科普工作,医务界同仁积极响应,在相当程度上更加促进了民众的健康。

闵行区梅陇社区卫生服务中心，作为"上海市示范性社区康复中心""全国基层呼吸疾病规范化建设项目优秀单位""先进房颤分级诊疗践行单位"，以及上海健康医学院附属社区卫生服务中心，努力践行习近平总书记关于"人民身体健康是全面建成小康社会的重要内涵，是每一个人成长和实现幸福生活的重要基础"的重要指示，立足社区，积极探索医防融合一体的服务模式，努力做好"健康守护人"的工作，在日常工作中积极开展医学科普工作。医学科普活动加强了医院的文化建设，优化了医院人文素养，提升了卫生服务的温度，获得了广大社区居民的好评。

梅陇社区卫生服务中心将近年来各科室、各部门的科普工作经验总结成文，有趣的是还将这些案例写成了故事，汇集成书。这样一来，这些经验便更容易传播，不但同行之间可以交流，而且可作为科普读物，让广大民众在阅读故事的过程中获得医学科学知识，实在是一件大好事。

值此书即将出版之际，谨在卷首聊缀数语以表祝贺，并藉此向辛勤耕耘在基层卫生工作岗位上的全科医师及所有卫生工作者致敬！

杨秉辉

复旦大学上海医学院教授、博士生导师

复旦大学附属中山医院全科医学科教授

上海科普作家协会名誉理事长

2024 年 6 月

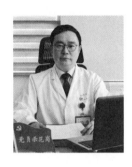

杨　振　上海市闵行区医学会副会长、上海市闵行区梅陇社区卫生服务中心主任,中国微循环学会下肢静脉曲张学组委员、上海市医学会血管外科分会静脉曲张学组组员、上海市残疾人康复协会康复辅助器具专业委员会委员、上海市中西医结合学会泌尿男科专业委员会电生理学组组员、《自我保健》杂志编委。外科学硕士,复旦大学附属闵行医院(上海市闵行区中心医院)外科副主任医师。从事基层医院管理及研究工作多年。近年参与上海市、区级课题多项,在国内外核心期刊发表论文多篇,参编《心脏康复手册》《骨科常见疾病康复评定与治疗手册》等。

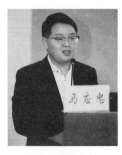

马应忠　公共管理硕士。上海市闵行区卫生健康委员会副主任,闵行区中医药管理办公室副主任,闵行区红十字会兼职副会长。长期从事社区卫生管理和家庭医生制度的研究与实践,积极推动家庭医生服务模式的创新与发展,致力于提升家庭医生服务的质量和可及性。发表多篇关于家庭医生制度、社区健康管理方面的论文,对"家医"服务创新发展具有一定参考价值和实践指导意义。

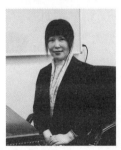

魏新萍　上海市闵行区医学会会长、上海市闵行区梅陇社区卫生服务中心副主任、全科主任医师、海峡两岸医药卫生交流协会全科医学专业委员会委员。从业 20 余年,长期致力于社区常见疾病的科研、临床、教学工作,积极推广康复理念和技术,以善治慢阻肺等呼吸系统疑难杂症著称。主持并参与国家级、市区级多项课题实践与研究。近年在国内外核心期刊发表学术论文 50 余篇、参编专著两部。曾获"宋庆龄最美基层呼吸医生""上海市优秀青年医师导师"称号。

目　录

社区有名医，就诊有近道

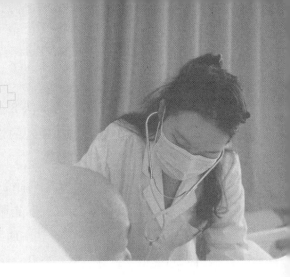

一、分级诊疗，资源共享
——心肺联合康复案

一大清早，大上海人气爆棚、忙得不可开交的是点心店、大饼摊。比大饼摊更忙更吵的是菜市场，比菜市场更拥挤不堪、人声鼎沸的，却是市中心的三级医院。

六点钟不到，医院门诊大楼前的马路上就排起里三层外三层、二百多米的长队，有坐着轮椅的残疾人、大着肚子的孕妇、拄着拐杖的老人、背上捎着铺盖的外地人。门诊楼大门一开，人群蜂拥而入，挂号处一排十几个窗口，每个窗口都排起长队，站在后排的病人或者家属心里忐忑着，不知道今天能不能如愿挂到相关科室的专家门诊号。

小倩带母亲去市中心三级医院看病，从梅陇的金都路到市区开车两小时，医院门口停车花了20分钟，进医院排队挂号30分钟。她幸运地挂到了专家门诊的号，候诊排队2小时10分钟。进入专家诊室就诊，医生问了一下病情，就让身边跟着的学生开了药，说没什么大问题，先吃了药再说。

小倩本来还想把病情详细说一下，但是没有机会了，下一个病人已经进来。估计没有什么大问题，否则医生也不会这么轻描淡写，小倩安慰母亲。纠结的是，前期准备工作加上排队候诊三四个小时，看病只有几分钟，心里感觉总有点不是滋味。关键是原来准备想问的话都没来得及说。

"好在我没有跟着去，这样的医生不看也罢。"小倩爸爸有先见之明，不管女儿女婿怎么劝，他就是不去医院。老人怕麻烦，认为上年纪了身体有点病很正常，拿着医保卡去药店买点药吃，一般也能对付。

然而，小倩爸爸老吴却真是有病，而且还不是头疼脑热的小病。

老吴今年76岁，十年前得了高血压，开始服降压药。2016年因气喘气急、胸闷胸痛，冠脉造影示：管腔狭窄，被诊断为冠心病、早期心肌梗死，作了支架植入。植入支架后症状一度稳定，可是2021年起又感到胸闷，稍事活动就心跳气急，要停下休息。2022年动态心电图示：频发房室早搏，当年还发生过晕厥，幸好几分钟后自行缓解，可是胸闷气急的症状不断加重。

"你得去医院看病呀！"小倩看着老爸动则气急、行动迟缓的模样，很是着急。

"老毛病了，不要紧的。"老吴嘴上这么说，其实也是心疼女儿。现如今职场竞争激烈，工作压力很大。小外孙刚刚4岁，生来孱弱，伤风咳嗽接连不断。女儿上有老下有小，私事公事常常忙得顾此失彼，老吴不想给小倩再添麻烦。可是自己去看病呢？平日去一次小区绿地，都是走两步歇三步，怎么可能跟那些年轻力壮的人一起挤公交、排长队、抢号票呢？再说病生在自己身上虽然要紧，可大医院大专家每天重危疾病、疑难杂症司空见惯，还能把自己的病真当一回事么？再碰上一个"五分钟"医生——这也不能苛求医生，专家一天看一百多号门诊，不抓紧时间能行吗——这不是心脏病没治好先给自己心里添堵？

"你的病不用去市中心大医院。"这天下班，小倩对老爸说，"家门口医院有医联体，二三级医院的专家下沉社区给基层居民看病。如果有要紧毛病，可以经过绿色通道，转诊上级医院检查会诊、住院治疗。我看了梅陇社区卫生服务中心健康宣传的易拉宝，打电话给你预约了专科门诊，到日子我请假陪你去。"

"家门口医院，你就不用请假了，我自己去，这点路我自己能走。"

2023年3月22日。老吴来到梅陇社区卫生服务中心，心肺康复专科门诊接诊的全科医生魏主任给老吴作了相关体检，一番问询和检查后，魏主任和下沉社区的上海市胸科医院邵主任当即为老吴开通绿色通道，预约胸科医院的专家门诊作进一步诊疗。

3月29日，老吴至胸科医院住院，检查动态血压发现夜间血压升高，心脏超声示：室间隔增厚，左室舒张功能减退。心肌生物标志物检查，肌红蛋白、B型脑钠肽前体、脑钠肽、肌酸激酶同工酶、肌钙蛋白都有上升。胸部CT发现两肺炎症。专家据此为老吴调整用药，嘱马来酸氨氯地平片夜间服用。

4月26日，老吴到社区卫生服务中心随访，告诉魏主任经胸科医院住院检查治疗，症状明显缓解，目前仍有气急、腰痛。魏主任给老吴做了肺功能检查，诊断为轻度慢阻肺（慢性阻塞性肺病简称）。当即开具慢阻肺相关药物噻托溴铵粉雾剂，叮嘱同时进行包括运动疗法、作业疗法、抗阻训练等内容的肺康复呼吸训练，并在训练适应后，加入腰背肌训练。

魏医生对老吴说："肺康复训练可以改善慢阻肺肺通气功能，减少残气量，延缓肺功能减退，预防急性发作，提高病人生活质量和运动耐力。腰背肌训练则能改善腰部血液循环，增强肌肉力量，促进炎性水肿吸收，增加脊柱稳定性，缓解劳损性腰腿痛的局部症状。"

老吴取到药后，心肺康复护士现场演示，指导如何正确使用噻托溴铵粉雾剂。

5月31日，症状明显好转、行动自如的老吴又来到中心随访。这次医生告诉他，因为腰痛，所以除肺康复治疗外，可进行维生素 D_2 肌内注射及腰背肌训练，外加红外线照射。康复训练是循序渐进的过程，需要坚持才能看到成效。

老吴是在春寒料峭的3月底去梅陇社区卫生服务中心看的病，经过转诊住院，回社区康复治疗与呼吸、肌肉训练相结合，坚持不懈，循序渐进，不仅原来心肺疾患的症状完全消失，人也变得更有精神。六月里，面色红润、身板硬朗的老人闲不住，学着在住房周围种花养花，院门前还搭起了木架，架上爬满淡紫色的小花。窗台上的剑兰，缀满花苞的枝条从深绿色的叶片中窜出，似凌波仙子，亭亭玉立。老吴邀请左邻右舍的老朋友到家里喝茶赏花，谆谆告诫："以后有病，家门口就能享受名医专家的个性化服务。"

 医生的话

2024年3月第十四届全国人大二次会议上，全国人大代表、上海交通大学副校长、中国工程院院士范先群，就三级医院看病"排队两小时、看病五分钟"有感而言：很多原本基层医疗机构能够处理的小病，都涌入了三级医院，造成医疗资源挤兑。在呼吸道传染病高发的岁末年初，特别是儿科，这种情况尤为明显。要改变这种状况，首先要切实提高基层医疗单位医生的水平，让他们和"三甲"医院结对定期学习，提高专业水准。其次把转诊通路完全打开，"三甲"医院为社区预留一定比例的专家门诊资源，让基层处理不了的疑难杂症能很快转上来。

从 2020 年起，国家卫生健康委员会为深化医药卫生体制改革，发挥三级医院专业技术优势，就建立了大医院带社区的服务模式和医疗、康复、护理有序衔接的服务体系，构建分级医疗、急慢分治、双向转诊的诊疗模式，充分利用资源，方便群众就医。《医疗联合体管理办法（试行）》指导，将区域内的医疗资源——三级医院、二级医院与社区医院整合在一起，组成一个医疗联合体。推动医疗资源下沉，实行病人双向转诊，逐步缓解医疗资源总量短缺、医疗费用不断增长、病人信息缺乏共享等矛盾。

梅陇社区卫生服务中心于 2020 年 6 月签订建立医联体合作协议，推行小病就近解决、大病及时转诊的医疗模式。像老吴伯伯这样的社区居民可以签约在医联体内就医，也依然可以持医保卡在全市各医院就医。签约后的居民优先享受门诊、住院的转诊通道，可在社区预约专家门诊。医保支付向基层倾斜，让群众看病更高效、更方便。（魏新萍　杨建玲　孙丽慧　栾一鸣）

二、专病门诊，专家下沉
——老年腰痛康复案

梅陇社区卫生服务中心是上海市标准化社区卫生服务中心，高兴服务站是下辖的社区卫生服务站。依托"闵中心（上海市闵行区中心医院）-梅陇"医联体、"防治康一体化梅陇中医药小镇"项目，高兴服务站于2023年建成闵行区标准化中医药特色服务站。服务站聘请闵中心针灸科副主任医师刘跃春教授担任指导老师，成立刘跃春中医专家工作室，设中医综合疗法治疗颈腰膝病专病门诊，每两周一次下沉社区，开展中医治疗、带教、科研工作。刘跃春主任兼任上海市芒针委员会委员，擅长针灸结合推拿治疗落枕、肩周炎、腰肌劳损、膝关节炎，包括颈、腰椎间盘突出等疾病。中医专家工作室成员曹婧医师跟师随诊，辖区内居民可在家门口享受高水平的中医药养生保健、防病治病等专项服务。

2023年7月26日，77岁的退休老人王玉兰因劳累后腰痛，左下肢酸胀伴足底麻木1月，小腿外侧及大腿后侧牵拉感，前来刘主任专家门诊就诊。

"夜间及早晨起床时疼痛加重，配过膏药贴敷，疼痛稍好一点。可是好过一阵后还是老样子，不能多走多立。"王阿婆对刘主任说。

询问病史，王阿婆既往有糖尿病、腔隙性脑梗死、腰椎间盘突出症。2023年7月外院CT示腰椎间盘突出、腰椎椎管狭窄。目前睡眠胃口尚可，大小便正常。体检双侧肾区叩击痛（一），左下肢直腿抬高及加强试验

（十）。舌淡红，苔薄白，脉弦细。

"我这病需要去开刀做手术吗?"王阿婆问。

"85％的腰突症都不需要手术，可以保守治疗——中医理疗，适当卧床休息，让肌肉放松，疼痛症状会有所缓解。只有15％的病人，治疗后炎症消退不了，持续疼痛，影响工作、生活，需要手术。"

刘主任给王阿婆开出了行气活血、通络止痛的针灸处方:腰3、4、5双侧夹脊穴，大肠俞穴，委中穴予3寸针灸针直刺，其中大肠俞处调节针尖方向，使针感向左下肢放射;环跳穴予6寸芒针，行针使病人出现下肢放电感;承山穴予3寸针向足底透刺，留针20分钟;于腰阳关、环跳穴施百笑灸，腰部予TDP灯(电磁波治疗仪)照射。

"回家记得睡硬板床。硬板床对腰椎是个支持，能缓解腰突症，又睡得舒畅。"刘主任说。

"我平时一直用腰托，可以继续用吗?"

"可以，腰突症发作时，腰托能减轻腰部的负担、受力，有保护作用，感觉也舒适。但是缓解后，要进行腰背部肌肉锻炼，不主张在没有症状的情况下长时间使用腰托。"

"有人说，倒行能治疗腰腿痛病。"

"人体站立时腰椎受力100％，坐位时受力140％，倒走能减少腰部负担。但可行性差，我们一般不提倡。"

"我平时还要注意点什么?"王阿婆追问。

"老年人坐卧姿势不准确，比如说'闲鱼躺'、勉强负重、跷二郎腿、弯腰做针线活，都会带给腰椎较大的压力。长此以往，就会给腰椎带来不小的损伤，"刘主任说，"平时要注意避免以上不良姿势，睡觉时枕头不要过高过低，否则局部受力增大造成肌肉痉挛、压迫血管，也会引起颈腰酸痛。"

五天后，王阿婆来复诊。自诉感觉左侧足底麻木明显减轻，左下肢仅行走时感酸胀。刘主任增用阳陵泉穴，予1.5寸毫针直刺，余不变。叮嘱王阿婆缓解后一定要适当做腰椎健身操，循序而进，量力而行。

秋冬季节，王阿婆姨每天早起，在小区收腹提腰、慢跑快走，把肌肉绷紧，作抗阻训练。同时，在医生指导下改善伙食，多吃富含优质蛋白质的食物，不光是腰腿痛消失，精神也显得振奋。2024年市群众艺术馆举办的市民文化节上，王阿婆报名参加梅陇老年时装队。上台表演时，她身穿黑色呢子大衣，外披淡蓝色羊绒大方格围巾，步履轻捷，仪态端方，庄重之外尽显老年妇女的沉静、高贵。

 医生的话

病人系老年女性，既往腰椎间盘突出病史，本次系旧疾复发，症状典型，属于足太阳膀胱经及足少阳胆经腰痛。针灸疗效重点在于针感，气至则有效，使针感由远端传至病所。下肢放电感可于环跳及腰部等穴位取得，但在腰部病灶处针刺获得放射针感疗效更佳，直接刺激神经根卡压处，腰部穴位较安全，深刺可直击病所，以尽快减轻炎症反应，消除疼痛。同时，于腰阳关处艾灸，能温阳补肾，腰为肾之府，机体阳气足则能推行气血、通络止痛。（曹婧　姜一戎）

三、绿色通道，救治危重
——冠脉支架植入案

二月的清晨，金都路小区绿地冷冷清清。还不到上班时间，马路上三三两两有行人经过，穿得很严实，捂着帽子，戴着口罩，行色匆匆。天高云低，鸽哨忽远忽近。退休居家、有晨练习惯的老人起早来到绿地，打太极拳、跳绳、慢跑、做健身操、练八段锦……77岁的赵剑劲老人与众不同，他来小区绿地拉小提琴。

拉小提琴也是一项有益的体能活动，能改善血液循环、降脂减肥、防失眠。左手按弦、右手拉弓，对肢体和大脑也都有保健作用。音乐语言的抒发也能使人心情舒畅，精神振奋。老赵多年拉琴，虽然未经过专业训练，却也弓法娴熟，琴声宛转悠扬。每当琴声响起，常有人围拢来欣赏。

不过老听众发觉，老赵近几天拉琴老是走音。他拉贝多芬的《小步舞曲》、舒伯特的《小夜曲》，邻居们不一定听得出错失，可是他拉《红色娘子军》和《白毛女》的主题曲时，当年听过样板戏的老人立刻就听出什么地方走音，而且走音处越来越多。看老赵脸色也不好，有人就关心地问他怎么回事。老赵说，已经一个多月了，老是一阵阵胸闷胸痛，贴止痛膏也没见效。

"赶紧去医院，"邻居齐大妈提醒老赵，"不要是心脏出毛病了！家门口梅陇社区卫生服务中心有'心肺康复门诊'，宣传海报上有电话，可以预约挂号。"

老赵很快来到心肺康复门诊，由市胸科医院心内科专家邵主任医师及梅陇社区服务中心全科主任魏医师会诊。

老赵告诉专家，他1995年曾感觉阵发性胸闷、心悸，心电图检查示房早、室早，吃心律平（盐酸普罗帕酮）后胸闷、心悸好转，治疗半年停药。2022年10月，无明显诱因下出现阵发性左上胸隐痛，休息1分钟后内能自行缓解。当时心电图检查示：心率45次/分，窦性心动过缓、不完全性右束支传导阻滞、ST段改变。予麝香保心丸、参松养心胶囊治疗。2022年12月，老赵感染新冠病毒，抗原阳性第3天出现过黑蒙。2023年1月起，左上胸隐痛加剧，走路快或用力时即出现胸闷、心悸、气急，休息后1分钟内能自行缓解，动态心电图示阵发性房颤。时有头晕，胸痛无放射左上肢，疼痛时无出冷汗，无下肢浮肿，无夜间端坐呼吸。

邵主任医师和魏主任诊断老赵为冠心病，胸闷待查。

"冠状动脉粥样硬化性心脏病，属缺血性心脏病，是指冠状动脉粥样硬化导致心肌缺血、缺氧而引起的心脏病。"魏主任给老赵作了耐心解释，"您现在需要住院做进一步检查。"

通过医联体的绿色通道，老赵很快入住胸科医院心内科病房。入院后，冠脉CT造影示：右冠近中段见致密影及低密度影，管腔轻-重度狭窄；左冠前降支近段混合斑块，管腔中-重度狭窄（最重狭窄达99%）；中段钙化斑块，管腔轻度狭窄。在完善相关检查、确保安全的情况下，病房医生决定为老赵行右侧冠状动脉RCA近中段管腔处内置入支架，并择期处理左前降支升AD及评估起搏器植入术。

病房医生告诉老赵："针对您的病情，应用金属支架支撑于病变的冠状动脉内壁，扩张管腔，封闭分离夹层使损伤内膜愈合，减少内皮下胶原组织暴露，减轻血小板骤集，保持冠脉血流通畅，防止血栓形成。"

家门口有绿色通道，直接去胸科医院就诊、住院，得到专家的诊治，使胸闷、胸痛明显好转，了却自己多年的"心病"，真是太及时太方便了。出院后,老赵在家人陪同下给梅陇社区卫生服务中心送来锦旗,感谢邵主任及魏主任的人性化服务,同时提出,希望能再次通过绿色通道,将另一处95%的狭窄处也置入支架。

邵主任和魏主任对老人的心情和愿望表示理解,但告知他,必须在病人确保安全、身体适应的前提下才可以开通绿色通道,去胸科医院作第二次置入支架治疗。

2023年3月15日,老赵发现右手背部分皮下瘀血、大腿内侧出现肿块,伴疼痛。通过护士预约就诊,经检查:右大腿内侧见瘀斑,软,扪及5厘米×5厘米肿块,血常规及浅表彩超检查阴性。医生关照老赵在瘀血处用热毛巾外敷,随访。医生说:"您术后服用的阿司匹林,早期是解热镇痛药,后来发现抑制血小板的形成。阿司匹林目前临床用于血管血栓性疾病,但不是所有心血管疾病都用。您目前局部有出血倾向,不适用。"让老赵停用阿司匹林,继续口服拉伐沙班。

3月27日,老赵来复诊。胸闷、胸痛好转,右手背部分皮下瘀血已消退,右大腿内侧肿块伴疼痛好转。医生让他继续口服阿司匹林,同时开通绿色通道,准备前往胸科医院心内科住院,再次治疗。

4月10日,老赵入住胸科医院,完成了第二次的冠脉支架植入术。住院期间,排除手术禁忌后行起搏器植入,一次性解决了冠脉狭窄及慢快综合征等疾病问题。

5月6日,老赵安装起搏器、冠脉支架2周后,气急、胸闷症状明显缓解。行走后虽仍有气急,已无明显胸闷、胸痛症状。门诊拆线,医嘱定时随访。

6月14日,是安装起搏器、冠脉支架4周后,老赵气急、胸闷症状明显缓解。其间感觉腰部疼痛不适,经相关检查,诊断为腰肌劳损。魏主任再行心肺评估后,建议康复锻炼:腰部运动疗法及器械训练、松解腰肌、增加腰背肌及下肢肌力、腰部红外线治疗。治疗后,腰痛症状缓解。

转眼间夏天来临，窗外花坛一大片葱兰齐刷刷开出小白花，鲜妍乍现，俏丽纤细。每天清晨，金都小区的绿地又飘扬起小提琴深情悠扬的旋律，清澈圆润。周围晨练的老人听得出神，打完太极拳，捧着保暖杯坐到老赵身边听他拉琴。当时热心建议他去社区医院看病的齐大妈，又找上门来："我们老年舞蹈队要参加 10 月市群众艺术馆举办的上海市民文化节，你给我们来当伴奏好吗？"老赵笑着说："说晚了，因为身体恢复得很好，孩子们要我提前去澳州休养，出去看看，长长见识。如果明年上海还举办市民文化节，我一定回来给你们当伴奏。"

 医生的话

冠心病有可能诱发心源性猝死、心律失常、心力衰竭、心源性休克、缺血性心肌病、二尖瓣脱垂等并发症，需要及早、积极治疗。冠心病的发病率随年龄增大而增高，男女发病率比例约为 2：1，雌激素有抗动脉粥样硬化作用，故女性在绝经期后发病率增加。A 型性格者（争强好胜、竞争性强）、精神紧张、烦躁易怒，体内儿茶酚胺长期过高，或者有冠心病、糖尿病、高血压、高脂血症家族史者，冠心病的发病率较高。吸烟者的患病率比不吸烟者高 5 倍，并与吸烟量成正比。高血压病人患冠心病者是血压正常者的 4 倍。近年研究表明，高血糖、高甘油三酯血症、肥胖也是冠心病的危险因素。长期进食高能量、高脂肪、高胆固醇、高糖饮食，易患冠心病。（魏新萍　孙丽慧　高洋）

四、肺腑之患，消融化解
——肺结节消融案

2023年初夏的一天，陈老伯在床上躺到近中午时分。老伴催促吃饭，他才不情愿地慢吞吞起身。梅雨季节，雨水绵延不绝，衣服很难晾干晒透，老陈身上总觉得黏黏糊糊的。

"暑近湿如蒸，热近燥如烘"，暑是湿热，热是干热，刚起床的老陈身上一阵阵冒汗。不久前单位例行体检，发现右肺上叶前段胸膜下有个磨玻璃结节阴影，直径1厘米大小，医生说有早期癌变可能，需要作进一步检查。老陈平日不抽烟不喝酒，没有什么不良嗜好，而且身板硬朗，坚持锻炼，很少伤风咳嗽，怎么肺里就长出结节了呢？现在看病都要网上预约，不管是胸科医院还是肺科医院，名医专家门诊一号难求。再说上年纪的人出门，怕交通拥堵，怕磕磕绊绊，也特别不方便。坏天气加上检查结果，让老陈心里特别堵，茶饭不思，晚上睡觉也不安稳。

桌上摆着几式家常小菜：毛豆子炒青鱼块、葱油麻糊榨菜末、清蒸火腿片、酒糟黄泥螺，一海碗豆瓣咸菜汤。"都是你平时喜欢的小菜，"老伴盛了一小碗饭，"胃口不好多少吃点，不吃怎么有营养？"

正在发愁老陈不愿意吃饭，门口传来一阵轻轻的敲门声，老伴一下子兴奋起来："徐医生来了，只有他才这么轻声敲门。"果然，签约的家庭病床主管医生徐建峰背着诊察包出现在家门口。

徐医生替老陈测血压、听心肺，做常规体检，还带来一个安抚老陈的好消息："我给你预约了我们医院肺结节专病门诊，你不用去市区大医院复查，可以就近在自己家门口得到专家检查治疗。"

"每周四下午，闵中心的高习文主任在梅陇中心有专家门诊，"徐医生说，"高主任是临床医学博士，擅长慢阻肺、支气管哮喘的规范诊治和肺癌的早期诊断。你就去看吧，放心！"

2023 年 6 月 29 日高主任专家门诊。高主任详细问了老陈的病史，检查了目前的身体状况，查看体检的 CT 后，对这个直径 11 毫米的"右肺上叶前段胸膜下磨玻璃结节"，建议进行消融术治疗。

"消融术"，这个陌生医学专用名词让老陈听得既高兴，又害怕。高兴的是，自己可能的"早期癌"有治疗方法了，害怕的是不知道"消融"是大手术还是小手术？对身体有没有损害，手术后身体能不能完全恢复正常？

徐建峰医生了解到老陈的顾虑，又特地上门，耐心介绍了"消融"治疗肺结节的详尽过程。

人体器官长出的结节，包括甲状腺结节、乳腺结节、肺结节等，治疗方式有常规手术、放射、化疗、靶向和免疫治疗。手术目前多采用胸腔镜、腹腔镜、盆腔镜微创治疗，而消融治疗比这些治疗还要微创，不仅损伤更小，而且恢复时间更快。

人体内直径小于 3 厘米的占位病变叫结节，大于 3 厘米就叫肿块了。目前肝、肺、甲状腺、乳腺的结节都可以通过消融的方式治疗。医生采用射频消融针，在 CT、B 超、磁共振等的引导下穿入人体，到达结节的边缘，射频消融针针头展开，把结节包裹，电极温度达到 100℃以上，把整个病灶毁损，达到彻底治疗的目的。

这叫射频消融，相类似的还有微波消融、冷冻消融，还有纳米刀的电穿孔，通过电流激发，使病灶细胞穿孔坏死。

"这么多消融,随便什么结节都能采用吗?"听了徐医生的介绍,老伴在旁边插嘴问。

"消融术各有适应证。射频消融时如病变周围有血管,就可能发生血管损伤,导致血管闭塞、破裂、出血;血流还带走热量,温度上不去,导致肿瘤组织残留。纳米刀没有这个问题,适合在一些复杂的部位。"

"那我的结节能采用纳米刀吗?"老陈说。

"纳米刀不适合治疗肺内病变,因为肺部有小气泡,气泡与气泡之间导电性差,纳米刀就难以把电流激发出来。治疗肺部疾病,最常用的是热消融。"

2023年7月10日,老陈由闵行区中心医院呼吸科收治入院,高习文主任给予消融术治疗,手术很顺利。手术后第二天,高主任查房,老陈说,手术过程身体没有什么不适,当天晚上到现在创口有点痛。高主任说:"消融是个很微创的手术,被称为'微微创'。手术时对身体进行了全麻,所以病人感觉舒适。术后疼痛一般1~2天会缓解。手术后如果没有发热、感染,观察1~2天就能出院。"

"出院后我需要注意什么?"

"手术是皮肤进针的,所以术后小针眼不能接触水,两天左右不洗澡。注意多休息,注意饮食的平衡。只要不发生特殊感染,一般人都能顺利恢复。一个月以后,你再到社区医院找我,作术后随访,以后就可以正常生活了。"

2023年8月11日,老陈再次就诊,高主任让他复查胸部CT,结果显示:右肺上叶前段实质性结节,低危。

"消融手术会不会损坏周围正常组织,会不会病灶处理得不干净?"陪护同来的老伴问。

"一般来说,肿瘤周围能长出目前影像学观察不到的细微组织,消融过程中,除了把看到的结节消融,同时对周围一部分正常组织也进行了处理，可以达到治疗的目的。你们如果还不放心，半年后再来社区医院检查一次，以后就不用再纠结了。"

老伴为了陈老伯尽早恢复健康，手术后天天起早到菜市场买新鲜果蔬、新鲜鱼虾，做成可口的饭菜，给他补充营养。这天从菜市场回家，途中遇到出诊的徐建峰医生，徐医生特地看了她手中沉沉的马甲袋，问："现在还买不买咸菜、火腿、腌青鱼、糟泥螺？"

"不买了，听了你的话，烧烤、油炸、熏制、腌制类可能致癌食物，老陈也不吃了，我尽量让他吃新鲜水果和蔬菜，一日三餐尽量做到荤素搭配。"

"规律作息，适当锻炼也能提高自身免疫力。"徐医生说，"社区组织重阳节登高观景活动，你们去不去？登高远眺可以使人心旷神怡，消除不良情绪，是中医传统的调节精神、增进体力的养生方法。"

"我们一定去，到时候提醒我俩去报名。"

 医生的话

　　肺内直径≤3厘米的高密度阴影，圆形、类圆形、不规则形，为肺结节；>3厘米的为肿块。肺结节包括实性结节和磨玻璃结节，磨玻璃结节在影像片子上只是表面淡淡的一层，肺的纹理还能看到，病灶影像类似磨砂玻璃。<5毫米的微小结节，属于低危，每年应随访一次。一般以8毫米为界，小于8毫米为中危，建议3～6个月复查一次，以后每12～24个月随访。实性结节、磨玻璃结节，直径为8～15毫米、伴恶性征象（毛刺、分叶、胸膜牵拉），或≥15厘米结节，属占位性病变高危人群，当立即去医院检查诊治。

　　结节不触及咳嗽感受器、胸膜时，一般没有咳嗽、胸痛、呼吸困难等临床表现。有临床症状的需要与其他呼吸道疾病，如肺炎、感冒等作鉴别，包括心肌梗死、肺栓塞等严重疾病。

肺结节微创手术后康复期间建议：尽早下床活动，多进行深呼吸-快吸慢呼，假以时日，改善肺功能；有痰主动咳出，避免产生局部感染；可以选择散步、慢走等舒缓的运动，逐渐加大活动量，一般3个月可恢复正常。（王天浩　许静）

五、多痛频发，治病求本
——骨质疏松防治案

磨损的石阶高低错落，说坎坷也可以，好比沉重的人生历程。吴阿婆拄着拐杖，颤颤巍巍，一步一个脚印慢慢地挪着脚步。空中飘着丝丝细雨，腰痛、脚冷、肢麻，让吴阿婆下定决心，今天无论如何得去社区医院看病。自己这副病病歪歪的身子骨再不治，恐怕以后就走不动路了。

好不容易来到梅陇社区卫生服务中心康复医学科中医专家工作室，可是护士告诉她，今天没有专家门诊。

"我不挑医生，能治病就行，挂个普通门诊吧。"

吴阿婆69岁，4个月前因腰椎滑脱，在三级医院骨科做手术治疗。手术后多走路，特别是上下楼疼痛加剧。去原手术医院请伤骨科医生做过治疗，好过一阵，治疗一停，旧病复发。听说家门口的梅陇社区卫生服务中心与闵行区中心医院签订了"医联体"合作协议，通过医联体专家对社区全科医师进行业务指导，联合病房培训，不光是更新诊疗理念，提高业务水平、掌握先进技术，服务态度也更加人性化，吴阿婆十分上心。正巧这几天旧病复发，在家里坐也不是，站也不行，睡觉时怎么换姿势都不踏实……昨晚折腾了一整夜，一早起来，就冒着风雨前来寻求帮助。

接诊的全科医生小罗详尽询问了吴阿婆的既往病史和目前症状，给老人做了检查评估。罗医生对吴阿婆说："经过检查评估，初步诊断您的腰痛、膝关节痛，属于中医痛痹范畴，可以用联合治疗，松解腰背肌、臀大肌、股四头肌，以温经散寒、活血消瘀、通痹止痛，使局部炎症消退，起到止痛止麻的治疗作用。"

三周后，吴阿婆来到闵中心康复科李主任的专家门诊复诊。吴阿婆说，经过罗医生治疗后，腰腿痛症状较前明显好转，上下楼梯不用搀扶。生活起居已恢复正常，晚上睡眠也一觉睡到天亮才醒。

李主任告诉她，按既定医嘱疗程进行康复治疗，刺激神经肌肉，松解粘连，增强肌力，局部疼痛就能缓解。

治疗后，吴阿婆腰及右膝疼痛改善。过了一段时间，阿婆左肩的陈旧性疼痛复发，又来找罗医生。吴阿婆说，左肩痛已经 5 年了，肩部、手臂活动没有影响，就是痛，阴天下雨，或是吹风受凉后症状加剧。罗医生告诉她，这就是肩关节痛，在继续按疗程巩固治疗腰膝病同时，增加肩部微波理疗，可以缓解肩部的陈旧性病痛。

吴阿婆腰膝肩痛康复治疗效果不错，没想到梅雨时节天气变化，她又犯了左踝疼痛。左踝活动未受限，疼痛局限于外踝。在继续按疗程治疗腰、右膝及肩部同时，针对左踝疼痛，增加了左踝微波理疗。

罗医生对吴阿婆说："您身上腰、膝、肩、踝多处病痛频发，寻根究源，原发病都是骨质疏松啊！"

吴阿婆不解地说："骨质疏松怎么会导致疼痛呢？"

"骨质疏松是一种代谢性骨病。"罗医生说，"上了年纪，由于骨量丢失，骨质退变，骨组织微结构破坏，骨质增生，骨脆性增加。像水泥柱子一样，里面的钢筋没有了，只剩砂石和黄沙，导致腰背酸痛或周身疼痛，负重时疼痛加重，身高缩短，脊柱变形，弯腰驼背，活动受限，行走艰难。严重的生活不能自理，容易发生骨折，医学上称'脆性骨折'。"

"我为什么会发生骨质疏松？"吴阿婆问。

"老年人骨质疏松，主要是骨钙含量减少。食物中的钙进到体内，需要维生素 D 把钙'运输'到需要的地方去，人体最需要钙的就是骨骼。要适当补充维生素 D₃，包括经常晒太阳。晒太阳一定要裸晒，胳膊、腿露出来接受阳光。但晒太阳也不是晒得越多越好，中午 10 点到下午 2 点，在太阳下晒 15 分钟就够一天的量了。"

"我冬天经常腰腿痛，痛得很厉害，天气暖和稍好一点。"

"关节老化会分泌致炎因子，致炎因子会刺激神经末梢，产生疼痛。冬天低温下，血管收缩，致炎因子在局部积累，疼痛会加重。天气暖和，血供丰富，把致炎因子带走，疼痛就会缓解。另外，冬天关节腔滑液分泌减少，增加磨损，也导致关节痛。这就是中医常说的，通则不痛、不通则痛。再加上冬天钙吸收减少，人怕冷，不开窗晒太阳、活动减少，肌肉萎缩，也是骨质疏松高发致病因素之一。"

"那我平时应该怎样保养自己的骨骼肌肉？"

"多吃动物蛋白、瘦肉、豆腐等含钙量高的食物。补钙片、维生素 D 可帮助钙的吸收，增加运动、体育锻炼能增强骨骼肌肉。"罗医生叮嘱吴阿姨说，"您一方面在我这里做康复治疗，一方面采取步行、负重练习、太极拳、八段锦、慢节奏广场舞，加强腰背、肩部、腿部肌肉锻炼，增强身体肌群力量。这样不仅局部疼痛和相关症状可以得到缓解，身体素质也会一天天好起来。"

吴阿姨很听罗医生的话，坚持治疗，按时吃药，也加强了锻炼，腰、膝、肩、踝关节疼痛都有所改善。

 医生的话

中老年腰腿痛等退变性疾病，建议先保守治疗，发作时适当卧床休息，减少腰椎负担。腰腿部疼痛发炎，神经损伤为神经炎，肌肉受伤称肌筋膜炎，消炎治疗后炎症会消退，疼痛可缓解。老年性退变性腰椎间盘滑脱，多因为肌肉无力，拉不住腰椎。要注意加强腰背部肌肉锻炼，使肌力增强。（魏新萍　高洋）

六、颈腰膝痛，综合治疗
——腰痛症针刺案

闵行区高兴路菜场外，马路拐角处的一个弄堂口摆着皮匠摊。一根扁担，两只矮木箱，一只箱子里放着修鞋工具，铁榔头、木榔头、鞋楦、鞋撑、弯刀、胶水等，一应俱全，另一只箱子里装着自行车旧轮胎。

一个中学生模样的小姑娘迈着轻快的脚步走过，一不小心踩着弄堂里的积水滑了一跤，一只鞋子都甩掉了，撑着水泥地爬不起来。正在忙活的王皮匠赶紧过去把她扶起，拾起跌掉的鞋子，低声嘟囔：鞋底磨光了……他一边安慰红了眼圈的小姑娘，一边把鞋子放在一块自行车外胎皮上，用红笔画上圈，用弯刀划下要用的车胎皮，放到鞋撑上用铁榔头敲平，再将鞋子扣在鞋撑上，用鞋钉沿着胎皮将鞋底钉住，切削去多余的胎皮。完事后，他把鞋子递给小姑娘："这样就不会滑跤了。"小姑娘抬起脸看着他，灵动的眼睛眨巴着，惊讶中带着感激。

好多年过去了，小皮匠成了老皮匠，小王成了老王。长年累月风吹日晒，他晒得黝黑。干活时，老王戴一副老花眼镜，坐在一只小矮凳上，背有些驼。干活累了就会腰痛，左下肢酸胀，行动不便。这天他伸手取一瓶补胶鞋的胶水，一个趔趄，重重地跌倒在水泥地上。

一位长发姑娘恰巧走过，见状赶紧扶起老王。她就是当年的学生妹小曹，现在已经是一名基层医务工作者，居民亲切地喊她小曹医生。老王告诉她，自己腰痛一个多月了，贴过膏药，还去三甲医院看过门诊，因为路远不方便，没有再去复诊。小曹医生给老皮匠作了简单的检查，轻声安抚说："我现在在梅陇社区卫生服务中心下辖的高兴服务站工作，服务站建立了综合疗法治疗颈腰膝病门诊中医专家工作室。您可以到我们这里来治疗，家门口医院多方便啊。"

"专家工作室刘主任是闵行区中心医院副主任医师，兼任上海市芒针委员会委员，每两周一次下沉社区开展中医专家门诊。擅长针灸结合推拿治疗落枕、颈椎间盘突出等颈项部疾病，以及腰椎间盘突出、腰肌劳损等腰部疾病，对肩周炎、膝关节炎及内科杂病的治疗也积累了丰富的经验。"小曹恳切地补充说。

2023 年 7 月 26 日。小曹替老王挂了刘主任的专家门诊号。老王絮絮叨叨地告诉专家，他今年 67 岁，有糖尿病、腔隙性脑梗死、腰椎间盘突出症病史。1 个月前因劳累后出现腰痛，左下肢酸胀伴足底麻木，自行贴敷膏药后，腰部症状好一点儿，但是现在左小腿外侧及大腿后侧有牵拉感，左侧足底麻木，不能久行久立，夜间及早晨时症状加重。刘主任给老王检查了身体，发现双侧肾区叩击痛阴性，左下肢直腿抬高及加强试验阳性。CT 检查发现腰椎间盘突出、腰椎椎管狭窄。

小曹对老王说："腰椎间盘突出症是较为常见的疾患，您不要紧张。"

"可是我痛起来很厉害，坐也不是，站也不是，躺着也痛。"老王说。

"您还有腰椎管狭窄。"刘主任补充说，"椎管狭窄也会引起反复发作的腰背疼痛、臀部及下肢放射痛，严重的还会出现下肢麻木无力、肌肉萎缩、跛行、大小便障碍等一系列神经功能障碍。间歇性跛行是椎管狭窄的特征性表现，走路时出现间歇跛行，站立或蹲坐休息后好转。"

"我主要是腰痛。"老王说。

小曹医生说："腰痛是大多数病人最先出现的症状，发生率很高。有时可伴有臀部疼痛，下肢放射痛少见。绝大多数病人表现为坐骨神经痛，典型表现是从下腰部向臀部、大腿后方、小腿外侧直到足部的放射痛，在打喷嚏和咳嗽等腹压增高的情况下疼痛会加剧。放射痛的肢体多为一侧，仅极少数中央型或中央旁型髓核突出者表现为双下肢症状。"

刘主任对老王说："您的腰痛发病原因和病情根源，曹医生都给您说清楚了，中医认为主要是气滞血瘀引起的，归属足太阳膀胱经和足少阳胆经。上年纪了，工作劳累，长年蹲坐，气血不通，不通则痛，我给您做行气活血、通络止痛的治疗，症状会得到缓解。"

刘主任取腰部双侧夹脊穴、左侧大肠俞、左侧环跳、左侧委中、左侧承山，在随诊跟师的小曹医生配合下，对腰部双侧夹脊穴、大肠俞穴、委中穴予 3 寸针灸针直刺，其中大肠俞处调节针尖方向，使针感向左下肢放射，环跳穴予 6 寸芒针。行针时，老王出现下肢放电感。承山穴予 3 寸针向足底透刺，留针 20 分钟，于腰阳关、环跳穴施百笑灸，腰部予 TDP 灯照射。

经治，老王感觉左侧足底麻木明显减轻，左下肢仅行走时感酸胀。复诊时上方增用阳陵泉穴，予 1.5 寸毫针直刺，余不变。

冬天来临，皮匠摊上的敲鞋撑声"咚咚"直响。身体恢复健康后，老王做生意起劲，每天修补旅游鞋、给高跟皮鞋打掌、为小孩新棉鞋楦鞋……起早摸黑忙个不停。

这天，有一位韩大妈趁着修鞋来聊天，说是自己手指麻木不适。

"你去高兴服务站找小曹医生，人绝对好，就说是我介绍的。我跟她认识也不是一天两天了……"老王拍着胸脯说，仿佛小曹就是他家的人。

 医生的话

老年病人既往腰椎间盘突出旧疾复发，腰部疼痛，活动受限。针灸虽无法使局部病变复位，但能使针感由远端直达病所，缓解经络痹阻、血脉瘀滞、气血不畅、本虚标实的症状，起到舒筋通络、消壅止痛、益气养荣、强筋健骨的功效。临床观察，针灸治疗腰椎间盘突出，主要解除椎间盘突出引起的腰背部及臀部肌肉的痉挛，促进局部血液循环，消解被压迫的神经根局部水肿，达到俯仰自如、起居正常的目的。

七、难言之隐，霍然而愈
——包皮系带过长手术案

每天清晨，曹行小区的街心花园里总是聚集着不少周围居家颐养的退休老人。晴天，老人们在这里晨练，慢跑散步，打太极拳，做八段锦；雨天，坐在长廊亭子下，沏上一壶茶，吃着大饼油条，下棋、听新闻、谈天说地。76岁，刚刚在梅陇社区卫生服务中心做了手术的杨老伯，逢人便说，自己在家门口医院就享受到三级医院的人性化服务，不仅解除了他30余年难言之隐的困扰，更使他的日常健康有了新的守护神，从今以后不管什么头痛脑热、大病小病，他再也不用挤公交、打车去市中心医院凑热闹了。

老杨自幼就有包皮系带过长的疾患。这毛病就跟上海黄梅季节的雨水一样，说大不大，说小不小。正常时没有任何感觉，可炎症说来就来，就好似梅雨季里雨水泛滥，雨点不大，没完没了。多年来，弄得老杨不光心情烦躁，生活起居也受牵扯，发作时行动不便。

老杨听人指点，让孩子上网抢号，还算幸运，抢到了一个两个月以后的号，耐心等候。偏偏天公不作美，好不容易等到那天，却天气不好。赶到医院，浑身湿漉漉的老杨坐在候诊室又等了两个多小时，终于轮到老杨看病了。专家让他进检查室检查，只看了一眼，便说："去登记手术吧。"连看病带检查，没超过两分钟。

走出医院，雨已经停了，碧空如洗。老杨却是一脸失落，忐忑不安，回到家，睡了几天都没缓过劲儿来。再想到要做什么手术、要等多久、手术效果会怎么样……样样不知道，也没人问。

雨水缠绵的梅雨季节终于过去。这天清晨，老杨出门晨练，听邻居纷纷说，家门口的梅陇社区卫生服务中心实行"全专结合"，引进上级医院及高校专家，通过资源整合，与中山医院、华山医院等大医院开展科研项目共建，聘请闵中心专家，开设全专结合门诊。

通过电话咨询，当天下午，家庭医生就上门为老杨作了常规体检，推荐他去医联体门诊看病。家庭医生告诉老杨，梅陇社区卫生服务中心罗阳总院的外科门诊手术采取专家带教＋社区全科学员跟师的模式，周一、周二、周四、周五都有医联体专家坐诊，可开展常见的体表外的小手术，比如瘢痕、色素痣、脂肪瘤、纤维瘤以及皮脂腺囊肿切除术、包皮环切术、小创伤的清创缝合等。

老杨听了介绍，抱着试试看的心理，去专家门诊咨询。没想到不管是专家还是值班医生，从预约、挂号，到门诊、手术登记、收费一站式服务，相当快捷；无论医生、护士，还是辅助科室，都是热心接待，耐心解释。由闵行区中心医院泌尿外科副主任医师何昶操刀手术，不光为老杨解除了多年来的难言之隐，术后医生还上门随访，嘘寒问暖，让老人感受到社区大家庭的温馨暖意。

冬去春来，又到了梅雨季节。一大清早，老杨在薄雾中到小区花园散步。大街小巷一片春意，新绿剔透，雨意清灵，明亮安静。迎面几位退休居家老人走在一起，一边观赏雨中佳树繁阴深深浅浅的绿，一边交流社区看病遇到的新鲜事。

资源共享、优势互补，医疗支撑、分级诊疗、学科建设、项目协作、健康教育、信息化建设……这些陌生的新名词经老人嘴里说出，让人半懂不懂，似通非通。但几乎每个人都切身感受到社区医疗中心医药卫生体制改革带来的方便和实惠。学着老杨也已预约登记手术的老伙伴，反复追问着手术的细节。

　　说话间，马路对面一个白衣女青年撑着雨伞疾步走过斑马线，朝着小区绿地方向走来。老杨介绍说："她就是新来的家庭医生，你们想知道什么，还是让她来作解答，更详细、更全面……"

 医生的话

　　包皮系带过长，通常需要手术治疗。包皮系带位于龟头下方，是连接龟头和阴茎体的皮褶。包皮系带过长，如不影响正常生活，没有任何不适，一般无需进行特殊处理。平时注意饮食清淡，避免辛辣、刺激性食物。勤换洗内裤，保持局部清洁，防止细菌滋生而引起感染。如局部卫生较差，受到刺激发生疼痛、瘙痒，易发生感染，则需要对症处理，尽早做包皮系带切除手术治疗。（马应忠　王正龙）

八、"鸽蛋"之患，弃瘀生新
——皮脂腺囊肿手术案

门诊时间，病人陆续前来看病就诊，梅陇社区卫生服务中心候诊室秩序井然。电子屏幕亮起，屏幕上外科王医生开始作科普宣传。

王医生："我们中心为社区病人提供方便，外科开展门诊小手术，具体项目有浅表肿物切除术——脂肪瘤、皮脂腺囊肿、皮赘、痣、包皮环切术……妇科门诊还将开展电子阴道镜检查、外阴活检、宫颈活检、宫颈注射、宫颈环形电切、宫颈锥形切除术、宫颈息肉切除等门诊手术。"

邵平老人从衣兜里取出纸笔，想把手术项目记下来，可上年纪了，握着笔的手抖抖索索，写字跟不上屏幕播出的速度。身边有人提醒他用手机，老邵掏出手机拍下科普宣传的内容。

邵平走到导医台前问护士："您贵姓？"

"我叫小刘，是门诊候诊室护士，您有什么需要我帮助？"身穿护士服的女孩子粲然一笑，露出两个浅浅的小酒窝。

"门诊小手术每天都有吗？我背上长了一大一小两个疙瘩，好多年了，大的那个有鹌鹑蛋那么大小。不知道能不能做手术？"

"正好外科王医生在，我带您过去咨询一下。"

小刘护士把老邵带到外科门诊室，帮着解衣，让王医生看老人背部的肿块。

"长了多长时间？"王医生一边察看他背部的肿块，一边问。

"10多年了，去过不少医院，有的说不碍事，观察了再说，有的说最好做手术开掉。"邵平说起病情，心情烦躁，"这里离市中心医院路程远。我上年纪了，来来回回特别不方便。三级医院病人多，看病要网上预约，我用的老年人手机没有这功能，这事就一直耽搁着。最近觉得肿块有点大了，也不晓得要紧不要紧。"

王医生仔细检查了老人背部的肿块后说："您这是皮脂腺囊肿，皮肤上的皮脂腺导管因灰尘堵塞、细菌感染，导致皮脂腺排泄障碍，皮脂阻塞淤积而形成囊肿。这是常见的一种皮肤良性肿瘤。"

"不开掉会有什么后果吗？"老邵担心地问。

王医生问："您目前感觉有什么不舒服吗？"

"就是感觉走路、做事时，背部有点紧绷感，脖子也直不起。"

"皮脂腺囊肿一般不会有严重后果。但肿块长在身上，总是个心病，何况对生活起居有影响了，我建议您还是手术去除的好。手术时间不长，风险不大，术后不会留下明显瘢痕。"

"这手术就在这里……随时都可以做吗？"

"您来梅陇社区卫生服务中心外科门诊挂个号，做个常规的术前检查，预约个时间，就可以做这个手术。"

"不用住院吗？"

"不用。这个手术我们门诊做过多例了，局部药麻，也不会很痛。"

"手术是您做吗？"

"是的。电脑上显示您是我们梅陇社区卫生服务中心的签约病人，我们这里有完整的健康状况档案资料。回头我给您做个个体化手术治疗的方案。"

"那太好了，我是这里的老病人了，从小到大，直到退休，一直就在这里看病。"

"是啊，我们中心也有年头了，1954年就成立了，是一所以社区居民和流动人口为服务对象的综合性一级医院。"

2023年4月13日，外科门诊手术室里，王医生为邵平老人做了背部皮脂腺囊肿手术摘除。从清洁术野皮肤、局部麻醉、切开表皮、分离切除腺囊肿、创面止血、冲洗创面、缝合皮肤到加压包扎，共30分钟。手术期间，王医生时不时和老邵聊天，以分散他的注意力，消除疑虑和紧张情绪。

手术很成功，做完手术，王医生把切下的"鸽子蛋"大小的囊肿组织给老邵看。出了一身冷汗的老邵长长地舒了一口气，困扰多年的病灶终于一切了之。从手术床上起来，不知道是心理因素还是手术后的松弛，背部的紧绷感消失殆尽，走路都挺直身板，显得更有精神了。

"手术很成功，明天还需要来门诊，伤口换一下药，刚好也看一下您这伤口的情况。以后隔3天伤口换药，2周后门诊拆线就可以了。"护士小刘向老人转达王医生的医嘱，并搀扶老人，下楼送到医院门口，"适当运动，多吃水果蔬菜，劳逸结合，早睡早起，对手术后创口愈合、身体恢复都有好处。"

门前的石榴花红蕾初放，树干虬曲，枝繁叶茂，满树生气。一周后，王医生带着小刘到老邵家随访，正遇到老人在给石榴树修剪枝叶。

"您种的石榴？"

"是呀，种着玩的，好几年了。"

"石榴是吉祥物，紧紧拥抱的石榴籽象征着团结、繁荣、昌盛、和睦、幸福。石榴又有多子多福、人丁兴旺的美好寓意。"

王医生给老邵平送来"良性肿瘤"的病理报告，老邵握住王医生的手久久不放："家门口的手术刀真是太方便，人性化为居民服务。不知道该怎么感谢你们……到秋天请过来，请二位品尝我的石榴。"

"到时候我们一定来，祝您老活到一百岁。"王医生一脸笑容，"我可不光等着吃石榴，您一百岁得请我喝寿酒。"

医生的话

皮脂腺囊肿俗称"粉瘤",为缓慢增长、突出于皮肤表面的良性病变。因皮脂腺导管阻塞,导致皮脂腺排泄障碍,淤积形成潴留性囊肿。好发于头面、颈项和胸背部,单发或多发,大小不等,中等硬度,与皮肤有粘连,不易推动,表面光滑,无波动感。一般无自觉症状,并发感染后可出现红、肿、热、痛等炎性反应。

皮脂腺囊肿手术简单,在门诊即可进行。应当尽量完整地摘除,不残留囊壁,否则易复发。由于皮脂腺囊肿多发生于面部,故手术切除时应考虑到美容效果,可采用小切口,皮肤在无张力下缝合,可避免切口瘢痕生长,以达到美观效果。术前有感染及手术后为控制炎症,均要适当使用抗生素类药物。(杨振 胡振华)

九、早查早治，遏止癌变
——宫颈癌早干预案

晓林形象俏丽。少女时代留着短发，骑着单车，穿白色衬衫，系着丝巾，清新雅致的身影让人过目难忘。初为人妇，她身材苗条，依然喜欢打扮，把一份褪去青涩的喜悦，隐藏在精巧裁剪和细心搭配的服饰里。

生活的脚步踩着细细碎碎的忧伤前行，婚后的日子如贴在窗玻璃上褪色的红纸喜字，渐渐变得陈旧、破碎。晓林身体一直不好，吃过西药，也看过中医，一年中的休假大半在医院里度过。随着年龄一年年上去，四十岁过后，在漫漫求医过程中一路颠沛的晓林，当年的稚气和娇媚已荡然无存。支离破碎的情绪，加上中年下岗、求职无门的苦闷，使发福、憔悴的晓林整日处在魂不守舍的状态之中。2022年，偏偏又在妇科普查中发现宫颈中度糜烂，宫颈液基细胞学（TCT）提示：宫颈鳞状上皮内瘤变（低级别），HPV52阳性。

宫颈人乳头瘤病毒（HPV）能引起人体皮肤黏膜的鳞状上皮增殖，临床表现为寻常疣、生殖器疣（尖锐湿疣）等病症。近年来，随着尖锐湿疣的发病率上升和宫颈癌、肛门癌的增多，严重危害中年妇女的身体健康。梅陇社区卫生服务中心妇科张医生看到晓林的妇检异常状况，初步考虑为宫颈癌前病变，需要进一步复查确诊。张医生立即电话联系晓林，督促她抓紧时间到上级医院复诊。

接到电话时，听到再要去做妇科检查，晓林心里一百个不乐意。一是怕真查出什么毛病来，增加心理负担，二是经常去医院，年年作普查，耗时耗力。何况婚后女性有几个没有宫颈糜烂的？值得小题大做吗？

"我宫颈糜烂很多年了，没啥感觉，不用复查。"晓林直截了当地回答张医生。

怎么办呢？张医生从事临床工作多年，明白这不能意气用事的，HPV52阳性这一类高危人群是一定要复查的。但接着再打电话，对方肯定不听劝导，彼此情绪对立，引发矛盾，不解决问题。张医生决定给病人一点缓冲时间，让她冷静考虑一下。

当天晚上，估计晓林已经吃过晚饭，家里人也都在家，张医生觉得如能跟家人说明利害关系，适当做点工作，可以让她接受复检。没想到再次接听电话的还是晓林本人，她显得很不耐烦，电话里说话很难听："你们真是烦人，为什么一定要让我去复查。每次去医院都要查这查那，花很多钱也查不出什么结果。我没工作，没钱去看病！"

原来晓林是农村医保，还有高血压等慢性病，经常看病吃药，医保卡里早就没钱了。

张医生耐心地给她解释了HPV阳性的风险和复检的必要性，同时把社区医联体双向转诊、绿色通道等一系列惠民服务政策也讲给她听："为方便辖区体检异常结果复诊的便捷性，实现医联体模式，不但在家门口就可以看上级医院专家坐诊的专家门诊，还可以实行第一次阴道镜检查减免优惠。转诊到医联体内的医院可以走绿色通道，优先挂号，优先就诊，不用排队……一旦真有什么情况，也可以早发现、早诊断、早治疗。"

2022年7月10日，晓林在女儿陪伴下来到闵行区中心医院宫颈科作进一步诊查。结果为：宫颈上皮内瘤变Ⅲ级（即CIN Ⅲ级），很快于2022年8月5日行宫颈锥形切除术，手术顺利。

出院后，晓林亲自打电话向张医生表示感谢。因为幸亏社区医生及时提醒，病情发现得早，所以手术相对简单，术后恢复得很好。

3个月后社区妇科门诊随访，后续一年再次随访，精神面貌焕然一新的晓林已经是社区老年大学的志愿者，每周给社区的中老年朋友上课讲海派服饰——中老年妇女怎么选择衬衫、围巾、丝巾、披肩……女性美是大上海作为国际大都市的一道靓丽的风景线，愿城市让生活变得更美好。

　　晓林告诉张医生，自己术后的TCT和HPV复检均为阴性。2023年的妇女病筛查结果也均为正常。

 医生的话

　　HPV（人乳头瘤病毒）有130多种型，分为低危型和高危型，主要经性传播、母婴传播及皮肤黏膜接触传染。HPV感染会导致尖锐湿疣、扁平疣、跖疣，以及宫颈癌、外阴癌、肛门癌等肿瘤。临床可用电灼、微波，以及宫颈锥形切除、宫颈消融、低频电刀、液氮冷冻等手术方式进行治疗。临床不论以何种方式进行手术治疗，一般在术后均须充分休息3～4周，注意个人卫生，每天用清水清洗外阴，术后3个月内禁止性生活及盆浴，以免引起感染。（张祥荣）

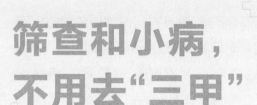

筛查和小病，
不用去"三甲"

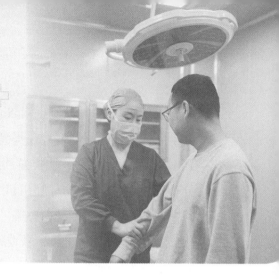

十、半个小时，探究隐患
——碳13呼气试验案

　　退休不久的李敏芳今天一大清早来到梅陇社区卫生服务中心，准备做一个碳13呼气试验。

　　李阿姨身体一贯健康，平时很少看病。最近一段时间老觉得身体不舒服，口臭、腹部胀痛、胃口不好、餐后易饱、泛酸打嗝，心想是不是得了胃病？一天早上出来买菜，遇到梅陇社区卫生服务中心的医疗团队下社区义诊，她就抱着试一试的心态去咨询。医生说，你这种情况先不用去三级医院，就近做个呼气试验，看有什么情况再做相应治疗。医生当场开了检查单，叮嘱她到时候空腹去医院，去了就能做。

　　家门口医院，出小区走七八分钟就到，负责呼气试验的当班护士长芳茗热情地接待了李阿姨。她看出李阿姨有点紧张，微笑着抚慰说："呼气试验很简便，你只需要呼一口气，没有不适，更没有创伤，出报告也快。"她问李阿姨："没吃早餐吧？"在得到肯定回答后，芳茗给李阿姨端来一杯温开水，然后让她口服一颗胶囊："这是碳 13 尿素胶囊，服胶囊后，静坐 15 分钟，过来吹气。根据你呼出口气中的碳 13 标记的二氧化碳含量，可以判断您是否有幽门螺杆菌感染。"

"什么是幽门螺杆菌？我吃东西一向干净，我怎么会得……螺杆菌感染？"李敏芳一脸懵懂，心里有点紧张。

芳茗看着李阿姨服下药后，耐心解释说："幽门螺杆菌是后天传染的，其传播方式还不十分明确，但最可能的途径是口-口、粪-口传播。幽门螺杆菌会降低胃内的酸度，使原来不能在胃内存活的细菌得以繁殖，破坏胃黏膜，造成溃疡，经久不愈。溃疡长期存在，慢性炎症易使细胞异生癌变。2017 年，世界卫生组织首次将幽门螺杆菌列为一类致癌物。"

"这幽门螺杆菌还会致癌呀？好可怕！"李阿姨没想到上腹部胀痛会有这么严重的后果，"这病菌致癌的比例高吗？"

"幽门螺杆菌发生癌变的概率通常在 1% 左右，这数值虽然不高，但与没有感染的人相比则要高出很多。不过也不用过于担心，短期轻微的感染一般对健康没有太大的影响，要是感染时间长，又没有及时治疗，就会有风险。所以，只要早发现，早治疗，就完全可以避免其他后果。"

李敏芳服下胶囊，静坐 25 分钟后，在芳茗指导下向集气瓶呼气。达到规定时间后，芳茗拿过集气瓶，将采集到的样本送实验室进行碳 13 同位素含量分析检测。

李敏芳回到候诊室，又心情忐忑地找芳茗咨询："你能不能再给我讲讲胃癌是怎么得的？有什么早期症状，怎么预防胃癌？"

芳茗把手中整理的一份消化道疾病科普小册子递给李敏芳："明天，周四下午，我们卫生服务中心有一个科普讲座，请闵中心的消化科专家来讲胃癌的预防与治疗。呼气试验隔天出报告，您明天过来取报告，正好顺便听专家讲课，专家肯定讲得比我全面。"

李敏芳对胃病这么关注，不光是为了自己，更让她烦心的是 4 岁的小孙子晶晶最近也有点厌食，怎么哄也不肯好好吃饭，连平时爱吃的零食都不屑一顾。

巴黎贝甜的火腿三明治、德大西餐馆的虾仁沙拉、上海老饭店的红烧河鳗、天天渔港的粤式虾饺……心疼孙子的爷爷骑着助动车到处奔波，买来的美食晶晶连看都不看一眼。李敏芳凑近一闻，晶晶的小嘴里喷出一股酸不拉几的怪味。这是怎么啦？李敏芳心头发紧。

周四下午，梅陇社区卫生服务中心专家讲座，李阿姨早早地坐到了前排，仔细听专家讲解。

胃镜加上病理检查是诊断胃癌的"金标准"，胃镜检查可以看到胃的全部，及时发现可疑病变。医生再用胃镜的咬钳取得活检，经过后续的病理检查，判定是良性或是潜在恶性、明确恶性病变。B超也是比较好的检查方法，空腹状态下吃下造影剂，通过超声检查，可以看到胃里面相关的病变。

有胃溃疡、慢性萎缩性胃炎、癌前病变史的病人，属于胃癌高发人群，每年应做一次胃镜。有家族史，直系血缘关系的兄弟姐妹、父母有胃癌、肠癌等消化道肿瘤史的人群，理论上可以每三到五年筛查一次。但一旦出现恶心呕吐、消瘦，还是要及时去医院排除不良病变……

这下，李敏芳对胃的健康与病变有了全面的了解。再去取自己呼气试验报告，心里就没有之前那样忐忑了。

"李阿姨，您的检测结果出来了。您可以拿着检验报告去找医生，医生会根据您的情况给您定治疗方案的。"芳茗把报告单递给李敏芳。按照保护隐私的惯例，她没有把检测结果直接说出来——报告上显示病人呼气试验"＋"。

李敏芳已经自己在网上搜了幽门螺杆菌治疗与预防的方法，对"＋"转阴心里完全有底，只是担心晶晶。小孙子只有 4 岁，他能不能也跟成年人一样做检查治疗呢？芳茗见李敏芳对着化验报告皱眉犯愁，欲言又止，关心地问："李阿姨，您还有什么问题吗？"李敏芳犹豫着说："我的小孙子4岁，平时都是跟着我生活。现在我这个情况，他最近也胃口不好，要不要也来做一下这个检查？"

"您做呼气试验吃的药剂量是75毫克，是大人用的，儿童用的应该是45毫克，我们这里没有小剂量的药。您还是带小孙子去儿童专科医院进行检测，万一有情况，也方便对症下药。"

"谢谢，谢谢！没想到我们社区家门口医院的护士也这么专业，对病人这么贴心！"

半年以后，芳茗在儿科门诊遇到了带着小晶晶来做免疫接种体检的李阿姨，不光经过治疗康复的李阿姨面色红润，怀抱的小晶晶也欢蹦活泼。李阿姨握着芳茗的手久久不放："感谢社区医务人员为居民健康排忧解难，我周围的邻居、亲友听说了我的亲身经历，有病都先就近就诊，方便也更放心！"

 医生的话

有些居民担心做呼气试验吃的药有副作用，因为他们在网上看到说药有放射性。其实，碳13尿素呼气试验用的药物是没有放射性的，也可以给儿童检测用。

检测幽门螺杆菌的碳13和碳14的区别，在于组成药物碳元素不同，分别是碳13元素和碳14元素。碳13无放射性，碳14具有一定的放射性，但经过胃肠道细菌的分解后，快速排出体外。碳14的放射性对普通人影响不大，但孕妇或儿童不适合做碳14检查。碳13吹气要求低、时间短，碳14吹气需要持续3～5分钟，所以老年人和儿童、身体较弱的病人适合做碳13检查。（邱静　刘芳　李柳慧　郭丽霞）

十一、"沉默杀手"，早防早治
——慢阻肺筛查案

上午八九点钟是门诊输液室最忙的时候，每个输液位都坐着门诊开始前就排队等候的居民。年轻的护士按照医生签发的注射证明，有条不紊地连接皮管，灌注药水，大声核对姓名、认真履行"三查七对"后，再往病人手臂上扎止血带、暴露浅静脉，进针输液。

陪着老头来吊针的陈阿婆一直目不转睛地盯着护士芳茗，只见她动作敏捷，态度和气，进针精准，"一针见血"的水平特别令人叹服。陈阿婆是陪着老陈伯伯来治疗心脑血管疾病的吊针的。天热，陈老伯穿着一件老式汗衫，年事已高，行动迟缓。芳茗准备给他输液时，发现他胸廓前后径增大，肋间隙增宽，剑突下胸骨下角增宽，医学上称作"桶状胸"，进而询问，才知道老陈平时有点咳嗽，但并不气喘。

"抽烟吗？"芳茗一边给老人作手臂针头固定，一边笑吟吟地问。

"年轻时烟瘾很大，可自从有了小孙子，老头一直带在身边，怕宝宝被动吸烟影响健康，就戒烟了。"陈阿婆抢着回答。老陈抬头补充说："宝宝今年 11 岁，我戒烟 10 年了。"

"您愿意不愿意做一下'慢阻肺'免费筛查？"芳茗问老陈，"很简单，只要在手机 APP 上做卷面问答，根据评分结果，初步判定是不是'慢阻肺'高危人群。"

梅陇社区卫生服务中心一直在做"慢阻肺"免费筛查，通过问卷和肺功能检查，早期确诊"慢阻肺"。但在实际操作中，筛查进展得并不顺利。

近年来，防电信诈骗宣传深入社区，老年人一方面对方便的就医途径缺乏了解，另一方面又对家门口的"免费午餐"警惕性太强。尽管社区卫生服务中心的医务人员下社区做了针对性宣传，但主动来门诊筛查的老人并不多。

芳茗打针动作规范，态度温和又亲切，早就取得了二位老人的信任，他们一口答应配合问卷调查。

等芳茗忙完一圈，把所有吊针病人都安顿好，回到老人身边时，陈阿婆把手机递给芳茗："我们不会操作，麻烦你帮忙，你问，我回答你。"

芳茗接过老人的手机，依次询问并在手机 APP 上输入老陈的姓名、性别、年龄、住址、身高、体重、吸烟史、基础疾病史，感冒、咳嗽、气急等肺部疾患相关症状，环境与饮食状况、家属史……经过数据分析，显示问卷结果，总评分为 20 分。

"20 分说明老陈伯伯属于'慢阻肺'高危人群。"芳茗对二位老人说。

"那是什么病呀，要紧不要紧？"二位老人心情忐忑。

芳茗一边留神老人吊针滴速，一边娓娓道来："慢阻肺就是慢性阻塞性肺疾病，是一种常见的，以持续气流阻塞为特征，可以预防和治疗的慢性支气管炎。'老慢支''肺气肿'到了后期，有气流阻塞，如接听电话时声音变粗，上三楼感觉胸闷、气喘，这就意味着有'慢阻肺'的苗子了。

"慢性咳嗽多为最早出现的症状，很长一段时间就是晨间咳嗽，夜间阵咳。有白色黏液或浆液性泡沫痰，偶带血丝。急性发作期痰量增多，可有脓性痰。气道严重阻塞，则有气短、呼吸困难而不表现出咳嗽。爬楼梯、逛街、购物等日常活动比同龄人容易出现呼吸困难，以后逐渐加重，甚至休息时也感到气短。"

"咳嗽倒是经常会有，以为老年人有点痰并无大碍，没有放在心上。"陈阿婆说。

"路走多了，或者抱宝宝时间长了会胸闷气急，我还一直以为是心脏问题,"老陈对芳茗说,"所以我隔段时间就来打吊针。"

"您最近没有心肺方面的不适吧? 最近几天也没有用过治疗气急的药物吧?"芳茗问老陈。肺功能检查要排除气胸,排除心血管,特别是心功能不全病症,而且要求检查前三天未用过支气管扩张药物。

"没有,我上星期刚刚做过心电图。"

"那好,您吊完针差不多中午了,回家吃饭,下午来做肺功能检查。"

下午门诊一上班,老夫妻俩就来了。老人还是有点不明白,问可不可以先拍片或是做 CT,看看肺什么情况,再检测肺功能。接待他们的护士解释说:"肺功能检查是诊断慢阻肺的一个金标准——一秒率(用第一秒用力呼气容量占肺活量的百分比表示),小于 70%,提示有可能存在气流受限,可能诊断为慢阻肺。"

陪老人过来检查的芳茗补充说:"胸部 CT 不作为这个病的常规检查,因为慢阻肺病人的影像学片子一般显示正常。肺功能检查除了判断是不是慢阻肺,还能判断慢阻肺的严重程度,一秒量(指在肺总量位置用力呼气 1 秒所呼出的气体容积)占预计值的百分比大于 80% 属于轻度,50%~79% 是中度,30%~40% 是重度,小于 30% 是极重度。"

老陈来医院时走得匆忙,忘记带眼镜,看不清医院制作的肺功能指导视频。整个检查过程中,护士耐心指导示范,如何配合机器做吹气、呼气。反复试吹几次,老陈终于掌握了方法,在护士一迭声的"吹-吹-吹-不要停""吸——"的口令声中顺利完成了肺功能检查。陈阿婆过意不去地说:"小姑娘,你辛苦了! 你比我家老头子吹得都费劲。"

护士抹着额上汗水,把检查报告递给老陈伯伯:"看,轻度阻塞性肺功能障碍。"

"需要治疗吗? 怎么治疗?"

"我们周二有呼吸科专家门诊,我帮您预约。"

2022年11月15日是世界慢阻肺日(每年11月第三周的周三为世界慢阻肺日),梅陇社区卫生服务中心呼吸科专家下社区义诊。

随同专家来社区的护士长芳茗,结合健康教育宣传版面,向前来咨询的居民群众分发相关科普材料——国家《"健康中国2030"规划纲要》把慢阻肺列入慢性疾病(和糖尿病、高血压一样)管理。治疗高血压需要吃药片,糖尿病需要打针吃药,慢阻肺主要是吸入扩张支气管的药物,使气流通畅、痰液减少,预防并发症和急性发作的次数。

芳茗在人群中看到了老陈夫妻俩,主动上前招呼。了解到他们已经看过呼吸科专家门诊,专家教他们做呼吸训练,两人年纪大了记性不好,学会不久又忘了。芳茗告知老人:"呼吸训练很重要,可以帮助打开胸廓、帮助呼吸。有效的呼吸康复锻炼可以改善心肺运动,改善肺功能,提高生活质量。中西医的腹式缩唇呼吸、八段锦等,可以减少缺氧症状,有助于呼吸道痰液排出,缓解病情。"

芳茗当场带领老陈作呼吸肌训练。

1. 缩唇呼吸:在呼气的时候,嘴唇半闭(缩唇)时呼气,类似于吹口哨的嘴型,可以发一个"呼"音。

2. 腹式呼吸:卧位,一手放胸部,一手放腹部(脐下);吸气时感受到腹部的隆起,呼气时腹部在凹陷。

"缓慢、均匀、深长,缩唇呼吸、腹式呼吸配合。每天进行,每次5～10分钟。"芳茗叮嘱老人说。

时间过得很快,眨眼到了2023年传统端阳,梅陇地区家家户户门上挂着的青青艾草香气弥散。小区花园枝头青杏早熟,月季红黄白粉,金银花成双成对。老陈夫妻俩特地选在5月12日护士节,到医院给芳茗送来巧克力。

"经过呼吸训练,我现在不咳嗽了,走路也不再气急了,谢谢你这么帮我。"老陈激动地说。

"谢谢你们二位配合我们做好工作。"芳茗收下巧克力，回赠一条手织的绒线围巾，"春夏季节，老陈伯伯出门要注意保暖，小心伤风咳嗽。"

 医生的话

慢性阻塞性肺疾病的确切病因尚不清楚，一般认为与慢性支气管炎和阻塞性肺气肿发生有关的因素都可能参与慢性阻塞性肺疾病的发病，如吸烟、粉尘和化学物质的吸入、室内外空气污染、营养不良、呼吸道感染，以及遗传因素、先天性发育不良等。临床表现为慢性咳嗽，晨间咳嗽，夜间阵咳有痰，为白色黏液或浆液性泡沫痰，可有脓性痰，偶带血丝。气短或呼吸困难是慢性阻塞性肺疾病的主要症状，早期在劳力时出现，逐渐加重后，在日常生活甚至休息时也感到气短，伴有疲乏、消瘦、焦虑等。（魏新萍　廖建华　赵茜）

十二、感冒发热，对症下药
——流感防治案

　　下了几天的细雨停了，满天晚霞如同一片赤红的落叶坠到铺着红尘的地上，夕阳之下的香樟树变成了紫色。

　　梅陇社区卫生服务中心全科牛医生，下班之前骑着小黄车，在一座清幽的小院前停了下来。这是退休干部老杜的家，十分钟之前杜师母给牛医生打了电话，说老杜发烧了。老杜是退休干部，也是梅陇社区卫生服务中心的签约病人，平时有什么头疼脑热的不适，他喜欢在家门口医院看病，说比驱车去定点医院方便。

　　每年秋冬，室内外温差较大，是感冒好发季节。老杜经常出差，或是下基层调研，有时顾不得戴口罩，有时吹了凉风，回来就不停地咳嗽、打喷嚏、流涕。不发热算是轻的，时不时高热发到 38.5 ℃以上，头痛、咽痛、全身关节酸痛、没有力气。杜师母说："让司机送你去华东医院。"老杜总是说："还是叫小牛医生来一次吧。路上多堵呀！梅陇远离市中心，往返一次驾车没两三个小时对付不了。"讲究工作效率的老杜惜时如金，既不想为感冒咳嗽打扰三级医院的名医专家，也不愿意为此浪费时间。

　　小院中月季、秋菊、蝴蝶兰开得密密匝匝，有艳红、粉白、淡黄、青紫不同颜色，一丛丛，一簇簇。牛医生停好车，走上石阶，杜师母已经站在门口迎候。牛医生向杜师母问好，顺口问："园子里的花都是您种的？"

　　"是呀，养花可以养性，中医还可以用来治病的。"

杜师母带着牛医生走进明亮而简洁的客厅："经常麻烦你，辛苦了，先歇歇，你喝茶还是喝咖啡？"

"不用，我先看看杜伯伯。"

老杜半卧在沙发上，微微抬手跟牛医生打招呼。他身上盖着半截线毯，眼圈灰黑，脸色憔悴，额上渗着汗。牛医生摸了一下他的脉搏，心跳很快，手却冰凉。杜师母说："刚量过体温，38.9℃。"牛医生敛声静气地给杜伯伯听了心肺，站起身说："可能是流行性感冒。您除了发热还有其他不适吗？"

"没有，"杜师母摇头，"他这次没有流鼻涕，也没有咳嗽。你看要去医院打吊针输液吗？"

"普通感冒或是流感，一般都不需要输液，"牛医生说，"治流感有口服特效抗病毒药，没有静脉退热药。即使用到激素类药，也有口服剂，不用吊针。当然感冒也不用激素的。"

杜师母说："他就是想快点好。"

"临床治疗，如果既有静脉制剂，又有口服制剂，只要消化道正常，口服还是比静注效果好，也更安全。呼吸道感染，无论是普通感冒或是流感，能吃药就不打针，能打针就不吊针。"牛医生说，"我替伯伯测一下抗原，如果是流感指标阳性，建议用奥司他韦，这个药甲流、乙流都可以用，效果也好。"

"不测抗原，直接吃药行吗？"

"还是要测一下，不是流感吃了没用的。"

抗原测试结果，果然呈"二道杠"：阳性。牛医生安排老杜吃了药，并建议说："预防感冒，最简单的是打疫苗。接种后降低感染流感的风险，即使中招得了流感，症状也相对轻些，恢复也快。"

"你杜伯伯这个年龄适合打疫苗吗？"

"接种疫苗不受年龄限制。年龄越大，感染流感风险越大，如果引起肺炎就麻烦了。流感疫苗是非常成熟的疫苗，安全性可以放心。"牛医生说，"只是疫苗起作用的时间不长，建议每年接种一次。每年九月份，流感高发季之前两个月接种，提高自身免疫力，也为整个社会建立起免疫屏障。"

一周后，老杜夫妇到梅陇社区卫生服务中心接种了流感疫苗。

"进入冬季了，我们这样年龄的人还需要注意点什么？"杜师母问牛医生。

"中医认为，春夏养阳，秋冬养阴。"牛医生说，"中年以后要加强冬令保健，建议多吃点优质蛋白质食物，如牛奶、鸡蛋、大豆、鱼、猪蹄、鸡等。"

"老杜怕冷，我怕热，容易升火。"

"怕冷属于阳虚体质，可以吃羊肉，烹烧时加肉桂、葱姜；怕热、升火是阴虚体质，可以吃鸽子、鸭、鹅。"牛医生说，"另外要适当补钙。中老年补钙，能有效提高自身的免疫力，预防和改善骨质疏松。正常人体每天需要800毫克钙，随着年龄增长，对钙的吸收率也会逐步下降，老人需要的钙量比一般人多，可能达到每天1200毫克。可以选择高钙食品，比如牛奶、鸡蛋、瘦肉、豆制品等。平时多晒太阳，促进维生素D的合成，有利于钙的吸收。"

"过了年我就要退休了，"老杜说，"以后更要经常麻烦你们社区家庭医生。家门口医院，确实为广大群众提供不少方便。"

 医生的话

冬季是流感高发季节。近年来人们感觉流感越来越多见了，其实发病率与往年差不多，只是目前重视程度高了，受到人们的普遍关注。感冒旧时称作"伤寒"——伤于寒邪。中医认为"正气存内，邪不可干""邪之所凑，其气必虚"，预防感冒在于提高机体免疫力。流行季节可采取以下自我防护措施：①戴口罩，开窗通风，勤洗手，紫外线消毒，减少在封闭场所集会、用餐。②适当吃点醋拌蒜、凉拌洋葱，有一定防病毒作用。③针灸推拿既可预防也能治疗轻度感冒。④多喝水，补充维生素C。⑤适当体育锻炼，"劳而不倦"，增强体质。（李如意　方芳）

十三、手指麻木，针刺通络
——腕管综合征康复案

白底碎花的棉布铺展在案桌上，窗外阳光投入，碎花棉布显眼亮丽，像春天的草地。"可以做一件上衣，"韩阿姨自言自语，"加一床被套，余下的布能做两个枕套。"缝纫机安放在案桌旁边，剪刀、皮尺、粉饼、熨斗摆在一边，熨斗还没有插电。

韩阿姨在梅陇大润发超市租了一个铺面，做点针线零碎活。虽说如今生活水平提高，旧衣服缝缝补补的很少，但生活宽余、营养富足，一过三十人就发福，挺好的裤子一下子就紧身了，扔了可惜，放宽一下还能上身。皮草保养、织锦去污、被套改制、破损织补，一般人要么懒得弄要么不会做，韩阿姨是裁缝出身，心灵手巧，每天寻上门来的生意还不少。

这天难得接下一件整活儿，偏偏出了意外。韩阿姨最近两只手不听指挥，特别是右手，中指、无名指、小指麻木，连握剪刀都有困难，甚至睡到半夜会被双手麻醒。她试着用粉饼划线，划出的线条不光是不直，还接连出岔。

客户小朱来催过几次，催得她都不好意思。打听到是因为双手出了问题，小朱说："你早说呀！我正好有个表哥是手外科医生，在一家很有名气的三级医院。我给表哥打个电话，你去找他就是。"

韩阿姨听了很高兴，上网一查，小朱表哥还是博士生导师、著名的神经科教授。通过小朱帮忙，韩阿姨约定她表哥的专家门诊，到时间起了个早，挤公交、坐地铁、跨越大半个上海，来到那家人声鼎沸的大医院。

医生对韩阿姨很关照，很认真地作了相关检查，然后对她说："你双手得的是'腕管综合征'。腕管综合征是手腕部腕管内腱周滑膜增生和纤维化，导致腕管内压力增高，正中神经内受到卡压，感觉麻木异常的一种常见的周围神经卡压性疾病。"

医生耐心地解释："腕管综合征多见拇指、食指、中指、无名指桡侧感觉麻木。夜间手指麻木，以至被麻醒多为腕管综合征首发症状。麻木可通过改变上肢的姿势或甩手得到缓解。一些重复性活动，做针线活、驾车、长时间手机刷屏，会加重麻木。随着病情加重，会有前臂甚至整个上肢的麻木或感觉异常，手指感觉减退或丧失。部分病人可出现大鱼际桡侧肌肉萎缩，拇指不灵活，与其他手指对捏的力量下降甚至不能完成对捏动作。

"治疗上，将腕关节固定于中立位，可以降低腕管内压力，但最利于手功能发挥的腕关节位置是背伸 30 度位。考虑到中立位会影响手腕部功能，建议是白天不用，晚上用支具将腕关节固定在中立位。口服消炎药和局部注射皮质类固醇药物可以缓解症状，但类固醇药物会损伤神经，不建议常规应用。微创手术能松解正中神经，切口小，创伤小，但视野欠佳，费用较高……"

这么大的信息量，听得韩阿姨一头雾水。但怎么治疗她总算是抓住了重点：一是佩戴支具，白天不戴、晚上睡觉戴；二是局部注射激素，会损伤神经，不能常用；三是微创手术……不管选择哪种疗法都有利弊，韩阿姨心里忐忑，只能回家考虑了再说。

回到社区，韩阿姨和姐妹们一说，有人建议她不要走远，家门口的梅陇社区卫生服务中心依托"闵中心-梅陇"医联体、"防治康一体化梅陇中医药小镇"项目，成立专家工作室，有专病专治服务，不妨去试试。毛病能治好当然最好，即使治不好，再去大医院戴支具、打针吃药、做手术也不迟。

韩阿姨便来到了社区卫生服务中心，医生问诊、检查后很快开出了针灸处方：取右手内关、大陵、三间、阿是穴。内关穴施 1.5 寸针灸针直刺，调节针尖及深度，使放电样针感放射至小指、无名指、中指，再于旁刺入一针，以得气为度；大陵穴及三间穴、阿是穴予 1.5 寸针直刺，以酸胀感为度。留针 20 分钟，其间予 TDP 灯照射，针刺结束后，在内关及大陵穴施百笑灸。

医生关照韩阿姨，回家要自我锻炼。

1. 每天轻轻按揉痛点，每次 2～3 分钟；翻转手腕，每组 10～15 次；屈伸腕关节、伸展手指，每组 10～15 次。

2. 握拳作肌腱滑行锻炼，按摩前臂肌群，注意手部保暖。

治疗了一次，韩阿姨的手部麻木感就明显缓解，只在晨起骑电动车时偶有麻木，甩手与手部自我锻炼后症状自行缓解。复诊时，医嘱治则同前，予上方继续巩固治疗。

还是那块白底碎花的棉布，铺展在工作台上，韩阿姨拿着粉饼在布上划线。白色的粉饼在她细长的手指间灵活移动，布面上渐渐显露出衣服的轮廓，线条劲挺，定位精确，像一幅工笔山水画，又像工程师的设计图。画好后，她开始剪裁，右手拿剪刀，左手拿布料，娴熟地沿着线条一路下去，游刃有余，分毫不差。站在一边的小朱看着，韩阿姨剪的不光是她的布料，好几件以前积下的活儿，一下子都给剪好了。每剪完一件布料，韩阿姨就随手折叠起来，放好，继续剪下一件。小朱佩服得五体投地："韩阿姨，你的手真巧啊！"

元旦过后，春节临近。韩阿姨铺面的生意越来越好，皮件上光、被褥翻新、襟裆放宽、领袖换新，忙得简直要飞起来。小朱那块棉料的缝纫加工，韩阿姨说手工费就免单奉送了。小朱说："那多不好意思！年终这么忙，我来给你当助手吧！装拉链、襻纽扣等下手活儿我会，顺便跟你学学其他的裁缝手艺。"

 医生的话

　　针灸治疗腕管综合征以局部选穴为主。手指麻木为血运不畅所致，内关、大陵穴正为正中神经经过处，针刺大陵穴可直接刺激屈肌支持带，促进炎症缓解，减轻卡压症状。于内关穴采用傍刺以加强针感，而取得放电样针感，使气至病所，气至而有效。（曹婧　姚岱红　阮慧慧）

十四、彻夜失眠，一剂而安
——更年期失眠案

睡眠障碍是现代社会生活中经常发生的困扰。随着社会进步，职场竞争、家事烦心，精神或多或少受到影响，引发失眠，由此带来情绪上的变化。

睡眠跟年龄密切相关，有的女性睡眠正常，可是到了更年期却一下子睡不着，或是睡得很浅，或是凌晨早醒。这是因为更年期激素水平下降，女性在生活工作双重压力下，雪上加霜，睡眠发生障碍。原来睡眠不正常的女性，更年期症状更会加重。

女性长期睡眠障碍，容貌身材都会发生变化，变得面色萎黄、长皱纹、多斑点，皮肤失去光泽。更年期长期失眠，脾气变化，容易敏感激怒，与周围人、团队合作关系紧张，常常导致抑郁、焦虑，记忆力、注意力、认知力下降。

梅陇社区卫生服务中心 2023 年建成闵行区标准化中医药特色服务站，聘请闵行区中心医院中医科主任陈珺明教授担任指导专家，成立陈珺明中医专家工作室，建设中医药治疗失眠专病门诊。

陈珺明主任为闵行区中心医院主任医师，兼任世界中医药联合会亚健康分会常务理事；上海市中西医结合学会肝病、活血化瘀专业委员会常务委员；上海市中医药学会补肾活血法分会常务委员；上海市医师协会中西医结合分会委员。擅长中医药防治消化系统肿瘤、慢性胃肠肝胆病、失眠、更年期综合征、心脑血管病，及亚健康的调治。陈主任每两周一次下沉社区开展中医专家门诊，为周边居民提供优质中医药服务。

《内经》里说，"年四十而阴气自半"。阴精下亏，相火上炽，水不济火，阴不配阳，心烦意乱，健忘多虑，神不守舍，则夜不安寐。人届中年，精血已伤，多忧易怒，相火偏亢，心乃致病之标，肾为受病之本，治当心肾交通，坎离相济，舒心达意，以助药力。

陈主任对跟他抄方的徐晨昱等学生说："《易经》里，坎与离两卦在五行对应水与火，五脏对应肾与心，坎中满，肾要充实，离中虚，心要坦荡；心火温煦肾阳，使肾水不寒；肾水涵养心阴，坎上离下，相辅相成，使心火不亢，心肾交通，则阴阳既济。"

48岁的张女士慕名前来陈主任的失眠专病专家门诊就诊。自诉反复失眠2年，入睡困难，甚则彻夜难眠，逐渐发展至每晚服用安眠药才能入睡2小时左右。睡后多梦，伴心烦、急躁易怒、口燥咽干、食欲减退、腰膝酸软，大便干涩难下，数天1次，需要服用各种通便药物排便。舌质暗红，苔薄黄燥，脉弦数。

张女士对陈主任说："我每天入睡时间超过30分钟，睡后反复地醒，醒后很难入睡。心里紧张，越是想睡，越是睡不着。睡眠也浅，稍有动静就会惊醒，夜间多梦。白天上班工作一点都没有精神，头昏、精神不振、嗜睡、乏力……我试过很多方法，早上床晚起床，躺在床上数羊，都没用。"

陈主任说："失眠了，如果早上床、晚起床，降低入睡的驱动力，反而入睡困难，深睡眠减少。白天要多参加体力劳动，不建议一直卧床，多到户外活动，多运动，多接触阳光。白天接受充分光照，体内能产生促进睡眠的物质褪黑素。阳光下可以涂防晒霜、戴遮阳帽、打伞，光线由瞳孔进入，大脑松果体会分泌褪黑素。白天接受光照越多，晚上10点以后分泌褪黑素越多，能促进睡眠。'数羊'、看手机会影响褪黑素分泌，所以建议晚上睡前不看手机，为睡眠早点作准备。"

"我原来有高血压，吃药后血压相对稳定。近几个月，因为晚上睡不好,血压又开始波动,好像吃降压药效果没以前那样好了。"

"失眠也会导致血压升高,使高血压病人的降压药失效。"陈主任抚慰张女士说,"你属于中医肝肾阴虚证型的不寐病,我给你用平肝益肾的中药,不仅能治疗失眠症,对稳定血压也有一定疗效。"

处方:茯神、炒麦芽、淮小麦、黄柏、制女贞子、墨旱莲、制远志、朱砂拌灯心草、大枣、龙眼肉、当归、熟大黄、何首乌等,共7帖,每日1剂,水煎400毫升,早晚各1次,餐后温服。

医嘱:①每天晒两次太阳,促进褪黑素分泌。早晨一次,每次半小时,第二次不要晚于午后3点。②睡前一小时尽量不看电视、刷手机。中医认为,"胃不和则卧不安",所以不建议吃夜宵和零食。

张女士服药后复诊。睡眠增至5小时左右,烘热、汗出、烦躁、皮肤萎黄等症状也有所缓解,但仍便秘。陈主任将上方中的熟大黄改为生大黄(后下),嘱继续服用7剂。第三次复诊,张女士睡眠时间已延长至7～8小时,大便日行1次。上方去朱砂拌灯心草,继续服用7剂,以巩固疗效。

 医生的话

本病病人本虚标实,以何首乌、二至九补肾养肝、滋阴补血以滋肾水。茯神、炒麦芽、淮小麦、制远志宁心安神,下滋肾水。《千金方》:"小麦养心气"(功效:养心、益胃、和血、健脾),治心血不足,失眠心悸,情绪起伏。茯神能交心气,下及于肾,养心安神,镇摄离火,下交坎水。远志能通肾水,上达于心,强志益智。朱砂拌灯心草降火安神;大枣、龙眼肉、当归,益气补血,安神定智。初诊后诸恙渐松,夜寐渐安,精神显振,方虽应手,未尽根治,体虚未复,击鼓再进。善为调养,二诊三诊,标本兼顾,权衡清补,饮食起居,诸宜自慎,以期阴阳平衡,水火既济,而安卧如常。(徐晨昱　柴菽彬)

十五、未病专科，预防在先
——鼾症治疗案

胡惠珍从小到大顺风顺水，什么都称心如意，偏偏嫁了个让人烦心的老公。倒不是老公杨韵人品不好，也不是夫妻感情不好，胡惠珍最烦的就是他天天晚上打鼾。

照理说男人打鼾算不了什么。人到中年，白天工作累了，晚上倒下就睡，睡熟了发几声鼾响，只要动静不大也没什么大不了。可是杨韵躺到床上，一闭眼睛就打鼾，而且连续不断，没个消停。鼾声简直像山呼海啸，奔腾咆哮，一波未平，一波又起……胡惠珍记忆中，从嫁到杨家起自己就没有睡过一个安稳觉。

胡惠珍在网上搜索，提示打呼噜——鼾症不仅会影响别人，对自己也有一定的危害。不管是大呼噜还是小呼噜，都是一种疾病，不仅影响睡眠质量，发生呼吸暂停、憋气，破坏睡眠结构，让人白天精神不振，甚至还会引起心脑血管疾病，发生高血压、心脏病、糖尿病，影响记忆力，导致认知功能障碍。影响肝、肾健康，使肝功能异常，引起非酒精性肝硬化、肾功能减退。

她在网上买了"扩鼻贴""下巴提拉器""止鼾喷雾"，定制止鼾"牙套"，先后去三级医院找过口腔科、五官科、呼吸科、神经科、中医科、内分泌科，甚至因为老杨体态肥硕，还拉他去过减肥门诊。花了不少钱，用了不少药，这鼾症就是治不了，哪怕减轻点动静也做不到。有专家建议开刀，手术解决舌根阻塞部分气道的问题。

就在胡惠珍拉着老公到处奔波寻医时，梅陇社区卫生服务中心依托防治康一体化梅陇中医药小镇、"闵行-龙华"医联体中医肺病联盟、闵行区"师带徒"、上海市名中医吴银根工作室基层工作站项目，建成治未病名中医工作室，邀请上海中医药大学附属龙华医院方泓教授担任指导专家，开设中医治未病专家门诊，提供中医坐诊、带教、人才培养职能，辖区内居民可在家门口获得中医药养生保健、防病治病服务。

胡阿姨和老杨抱着一丝希望，来到方泓主任治未病专家工作室咨询。方泓教授是龙华医院预防保健科主任，全国第五批老中医专家学术经验传承人，师承全国名老中医、中医肺病学科泰斗吴银根教授，擅治各类呼吸系统疾病，如慢阻肺、肺部结节、慢性咳嗽、哮喘、肺癌术后、反复感冒和新冠病毒感染康复，以及亚健康状态调理。

经过问询和检查，方主任对胡阿姨和老杨说："正常呼吸气流从鼻腔，经过软腭、舌根、会厌，进入气管。软腭后面舌厌部有扁桃体、腺样体，如果发生肥大阻塞气道，或是颌骨发育畸形、舌根后坠，或者上了年纪肌肉张力不够，睡觉时张力进一步降低，舌根、软腭后坠、塌陷，睡觉时就会引发呼噜。肥胖者，咽部脂肪堆积臃肿，舌根也容易后坠，咽腔狭小，更容易发生呼噜。"

方主任问老杨："你烟酒嗜好很重吗？"在得到肯定回答后，方主任说："烟酒刺激对黏膜有破坏性作用，使呼吸气流的感觉不敏感，反射迟钝，气道不能完全开放。酒会引起神经张力、肌张力下降，肌肉松弛，导致舌根、软腭后坠、塌陷，打呼噜，最好是戒烟戒酒。另外注意：平躺时舌根容易后坠，会加重症状，而侧卧时舌根不直接后坠，可以缓解症状。包括俯卧，舌头重力往前，对呼吸道通畅也有好处。"

方主任建议，经过以上生活起居、饮食习惯的调整，如果鼾症还不能缓解，可以配置家用呼吸机，作标准治疗，产生鼻腔正压，打通气道，使能正常呼吸。针对老杨高血压治疗过程中血压波动与头晕症状，还调整了降压用药。

复诊的时候，老杨说自己头晕减轻，血压也保持正常。遵医嘱节制烟酒，已经减半以上，睡得好。就是醒得早，晨起潮热，胃口差。方主任开出了中药处方：石菖蒲、川芎、太子参、黄芪、炒苍术、牛膝、山茱萸等共14帖，每日1剂，水煎400毫升，分早晚两次温服。

第三次复诊，老杨喜笑颜开。不仅头晕改善，而且鼾声渐舒，夜寐安然，神志清爽，面色转清。继予中药宁神益肾，以资巩固。

胡惠珍年届五旬。小区里进入围绝经期的女人大多灰头土脸，面色萎黄，精神颓败，脾气急躁。可胡阿姨却不光精神焕发，脸面滋润，退休后还应聘在居委工作，关注家长里短、鸡毛蒜皮，把手中分管的工作干得有声有色。有人好奇打听：你是怎么保养的，身体一下子好起来了？惠珍笑着说："因为方主任把老公的病治好了！"

 医生的话

鼾症，主要是上气道咽喉部狭窄引起气流不通畅，导致发出声响。偶尔打呼噜，多属生理性鼾症，一周五天以上则为习惯性打鼾。如由此引发白天嗜睡、记忆力下降、头痛等症状，需要及时就诊。儿童晚上张口呼吸，引起颌面部发育异常，会引发腺体样面容，其间呼吸暂停、憋气，因缺氧，可能导致智力发育障碍。很多小朋友还有多动症，也跟打呼噜有关。

调整生活习惯，戒烟戒酒，对缓解鼾症有积极意义。疾病的疗愈在于医患配合，在医生帮助下，让病人做自己健康的第一责任人是十分重要的。"三分治七分养"，本案病人主动限烟酒，配合服用中药调理体质，收到良好的效果。（鞠旭东　翁忆文）

十六、"沉默杀手"，中药养治
——慢阻肺康复案

全国第五批老中医专家学术经验传承人，上海中医药大学附属龙华医院预防保健科方泓主任，师承全国名老中医、中医肺病学科泰斗吴银根教授，擅治慢阻肺、肺部结节、慢性咳嗽、哮喘、肺癌术后等各类呼吸系统常见、疑难病症。梅陇社区卫生服务中心鞠旭东医师作为方主任的学术继承人，跟师随诊，以"慢阻肺"课题为突破口，创建治未病名中医工作室，依托防治康一体化梅陇中医药小镇、"闵行-龙华"医联体中医肺病联盟，开展临床、科研、带教中医治未病专病门诊，为辖区内居民提供家门口高水平的中医药养生保健、防病治病服务。

慢阻肺发病隐匿，早期没有明显症状，病人仅有轻微咳嗽、咳痰、活动后气喘等轻微呼吸道不适，是中医"未病防治、已病防变"的最佳阶段。方主任认为，通过适当中医药干预，使慢性气道炎症的早期病理环境得到修复，阻断甚至逆转疾病的发展，是慢阻肺防治的上策。

慢阻肺进展至中期，病人出现呼吸气流明显受限、肺通气功能下降，长期反复咳嗽、咯痰、气短、活动后呼吸困难，同时胃纳渐差、焦虑烦躁。方主任认为这阶段病人占绝大多数，通过中药汤剂、膏方、穴位贴敷、针灸等多种干预，可减少急性发作的频次，缓解症状，进而阻断疾病进一步进展。

梅陇地区居民李阿姨现年 65 岁，咳嗽、气急、喉中痰鸣，频繁发作已经三年。平日里形体肥胖，面色苍白，精神疲惫，行动气馁。平地行走，胸满气急；上下楼梯，更是艰难；闻到异味，咽痒咳呛。经预约于 2023 年 10 月 19 日前往方主任专家专病门诊就诊。

"白天怕出门走路，夜间不能平卧，心跳气急，特别怕冷，消化不良，胃口差、大便一天三次。"李阿姨对专家说，"我看过不少医生，西药中药都吃过，咳嗽气急好一阵坏一阵，始终没有断根。近两个月症状加重，人特别难受。"

方主任让李阿姨作了相关检查。心电图示心动过速、异常 Q 波，肺 CT 示磨玻璃结节，另有肾结石、中度脂肪肝。

方主任说："长期呼吸道痰喘反复发作，会继发肺气肿、肺大泡，导致异常 Q 波、心功能不全。中医认为禀赋不足，宿痰内伏，遇感触发，肺气上逆，宣降失司，闭拒气道，发为哮病，属于邪实本虚之证。"

"我体检还发现肺内有（直径）4 毫米的磨玻璃结节，要紧吗？"

"所谓磨玻璃结节，是影像片上淡淡一层，肺纹理还能看清楚，病灶类似磨砂玻璃。直径小于 5 毫米的磨玻璃结节，属于低危性微小结节。可以每年随访一次，不发生变化就没有关系。"方主任说，"针对您目前痰浊阻肺的症状，我给您开中药治疗，可以缓解症状。"处方：炒瓜蒌皮、白果仁、炒紫苏子、麻黄、金银花、蜜紫菀等共 14 帖，每日 1 帖，水煎 400 毫升，分早晚两次温服。

方主任叮嘱李阿姨加强康复治疗：①缩唇呼吸和膈肌呼吸训练，改善呼吸效率并增加肺通气量；②适当步行、慢跑等有氧训练，增加心肺耐力；③咳嗽排痰，排出肺部深处痰液。

清晨，小区草坪上，小草闪着晶莹的露珠，蝴蝶四下翻飞，在花丛中逡巡。在人声车声尚未喧嚣之前，李阿姨在家政人员张嫂的陪同下，来到小区花园里呼吸新鲜空气，试着呼吸康复训练，从慢行到快走，一点点增加运动量。绿地花草繁茂，置身其间，先不说疾病有多大的好转，光这份养眼景致就让李阿姨心情开朗，感觉舒服不少。

复诊的时候，李阿姨告诉方主任，咳嗽好了，气急缓解，胃口渐开。现在时有流涕，心率较快，行动气短，不能提重物。方主任认为诸症向愈，体虚未复，再予和养，前方加减，继服中药 14 帖；康复理疗如前，须长期坚持。

转眼已是冬天。秋冬季节是哮病好发时期，李阿姨经肺 CT 复查，原磨玻璃结节病灶稳定，没有变化。因为坚持用药和康复训练，夜寐卧安，精神显振，体力亦增。清晨起身，步履如常，俯仰自如。再次复诊，李阿姨要求暂停汤药，改服膏方调理。

方主任说："膏方是按照中医的理法方药，根据病人的不同体质与病情需要特制的'小灶菜'，既能补虚又能疗疾。膏方的药味通常在二三十味以上，由饮片、胶类、糖、酒及辅料配方组成，包括一些名贵药材，如人参、鹿茸、虫草、燕窝等，达到脾胃健运、谷安精生、化源不竭、气血充盈、脏腑健运、阴阳协调、水火既济的目的，提高健康水平。服膏方期间忌生冷、辛辣、香燥之物，感冒、发热、腹泻时须停服。"

2024 年元月，跟师随诊的鞠医生上门随访。见往年裹着羽绒服、整天坐在空调房间闭门不出的李阿姨，竟兴致勃勃地用坛坛罐罐在阳台上辟出一个小型植物园。虽是寻常花草，却也微有清香，花叶俱美。甚至用旧的铁锅面盆，种了满满当当的鸡毛菜。"割一丛带回去，正好炒一碗。"李阿姨对鞠医生说，"我是种了解解闷儿。"

看得出，经过中药治疗、膏方调理，李阿姨恢复得很好。不仅没有因肺功能下降合并心血管、代谢性疾病，原来的焦虑、抑郁情绪也不复存在。鞠医生给李阿姨听了心肺，测了血压，叮嘱康复训练要坚持不停，"整体防治""多管齐下"，争取开春后身体状况有进一步改善。

医生的话

　　中医诊病讲究望、闻、问、切四诊合参，望身形、听声音、问病人感受、切脉搏缺一不可。形肥者多痰湿，喉中痰鸣，大便溏，脉象滑，即明确病人属于痰湿体质。从主要症状的喘、咳呈发作性，喉中痰鸣、呼吸困难，且有过敏病史，可诊断为哮喘。处方以宣肺平喘、通络止痉治其喘急之标，以健脾温肾、化痰开窍治其痰湿之本。标本兼治，故收效良好。（鞠旭东　赵茜）

十七、活血通络，息风止痛
——经期头痛案

　　一早起来，周萌就感到头顶和两侧的太阳穴隐隐作痛，心情烦躁，面热升火，口干口苦，胸胀腰酸。她知道，身上"老朋友"要来了。

　　周萌是土生土长的本地人，父亲是木匠。她大学毕业后，在上海一家文化传媒公司做编程工程师。老公是公务员，婚后生育一个女儿。读书、工作、婚嫁，顺风顺水，除了每个月有几天心烦头痛。

　　经期头痛是一种妇科常见疾病，起初周萌并不当回事，痛厉害了，吃片止痛药。可是后来症状越来越严重，老公让她去妇科医院检查治疗。可是上海仅有的几家妇产科三级医院，一年三百六十五天，不管是专家特需还是普通门诊，天天人满为患。周萌去的那天，正好遇到外地来的病人卷着行李铺盖半夜就来排队，因为挂不到名医专家的号，与预检处的护士大吵大闹，差一点就要大打出手。周萌知难而退，经人介绍去民营医院就诊。用过西药也看过中医，吃了药加上针灸理疗，症状好好坏坏，断不了根。老公说，现在社区卫生服务中心都与二、三级医院建立"医联体"，有专家下沉为社区居民提供人性化优质服务，你就到家门口的医院看看。

　　于是，周萌来到梅陇社区卫生服务中心。

　　"工作紧张，很累。天天坐在电脑前，一天下来头晕眼花。"周萌对接诊的牛医生诉说。

　　牛医生说："月经期头痛，多与血清中雌激素的浓度有关。女性月经前后，雌二醇浓度降低，颅内外血管对 5-羟色胺等反应敏感，同时刺激前列腺素分泌，引起血管张力变化，发生头痛。月经后，血清雌二醇恢复正常，头痛自行缓解。前辈中医叶天士在《临证指南》中说：'肝为风木之脏，因有相火内寄，体阴用阳，其性刚，主动主升。'肝失条达，阴血不足，血不养肝，肝体失养，冲气偏旺，冲气挟肝气上逆，气火循经上扰清窍而发为头痛。"

周萌老公在旁边说，"她就是肝火旺，平时动不动就发脾气。"

牛医生说："建议用疏肝养血、调摄冲任的方药，治疗后经期头痛的症状会缓解。"处方：柴胡、郁金、当归、白芍、炒白术、益母草等。

牛医生嘱咐周萌：①调整情绪，心平气和，遇事不怒，敬业乐群；②饮食清淡，避免辛辣，多吃蔬菜水果，补充维生素 C；③生活规律，起居有序，勿过度疲劳，勿熬夜耗神。

二诊，周萌说这次月经 6 天净，量中，色红，无痛经，经行头痛未作；纳欠，便结，寐安。牛医生查见其舌红苔薄白，脉细。治则：柔肝养血，宁心安神。上方随症加减。

三诊，无痛经，经行已无头痛，情绪平和，无腰酸乳胀，寐安，纳可，二便正常。舌红苔薄白，脉细弦。治则：育肾培元，滋水涵木。上方随症加减。

经过中药调理，周萌宿疾松缓，诸症亦息。清晨起床，精神振奋，先下厨房，给女儿做早点。女儿喜欢西点，周萌把奶油、水果卷入蛋糕坯，层与层之间铺巧克酱、果酱，做成漂亮的"水果年轮"。再冲一杯咖啡，兑进牛奶，就是简单而芳香的"拿铁"。

女儿起床一眼看到餐桌上的西点、咖啡，高兴地说："妈，你头痛病好了？"

"你怎么知道？"周萌穿上套裙，干净、清爽，透进窗户的阳光让她的脸庞滋润明亮。

"你好久没给我做西点了，我都以为你不管我了。"

周萌虽然头不痛了，其实月经不调的病还没有完全好。还不算到中年，可是月经明显少了，周期也短。测血生殖内分泌，激素水平也明显不足。如今国家提倡生二胎，周萌生不生二胎暂且不说，身体还是要调理到完全正常。牛医生说："你来我这里继续吃中药，避免卵巢早衰、更年期提前到来呀！"

医生的话

每遇经期或经行前后出现头痛，经后辄止的病症，西医多采用临床对症处理，只能缓解症状，不能彻底治愈。朱丹溪云："败血越上窍，皆阳盛阴虚，有升无降，但宜补阴抑阳，火清气降而血自归经。"由于女子经行时气血下注冲任，血海不盈，冲气偏旺，血不养肝，冲气挟肝气，循经上逆而发为头痛。"诸逆冲上，皆属于火"，木郁不达，非柔养不平，火为阳邪，非清泄不克。治当"热者清之，逆者平之"，养血柔肝，泄热通络，理气降逆，引血下行，不可苦寒克伐，耗伤气血。以"逍遥丸"加减，肝、脾、肾三经同治，旨在气血调和，症去病愈。（牛彦彦 李如意 张靖怡）

十八、拒绝久坐，告别疼痛

——膝痛综合调治案

蒋先生92岁，是上海戏剧学院退休教授、西洋戏剧史专家，以研究莎士比亚著称。蒋先生平时非常注重仪表，每天不忘梳头修面，裤线笔挺，而且多是他亲自熨烫。一次女儿替他买了一套西装，老人很是喜欢，对女儿说："这条纹浅色西装要配白皮鞋。"这让家人很是为难，现今国产、进口皮鞋品牌繁多，款式应有尽有，可是男式白皮鞋却难寻踪影。

老爷子退休之后著述不断，一年能出一本一百万字的书，业余爱好是逛农贸集市。一大清早，先到点心摊上吃一碗咸浆。青花碗里漂着虾皮、紫菜、榨菜、葱花，滴上辣油，半根油条浸在浓稠的浆汁里蘸着吃。吃过早点，到蔬菜摊上选爱吃的青椒、豆角、冬瓜，自己拎着回家。既锻炼了身体，又买了称心的菜食，蒋先生的生活很有情趣，也很有规律。可是80岁以后，家里人怕他出门有闪失，坚决不让他出去，点心买回家吃，每天吃什么菜，由他写条子让保姆去买。

一天女儿来家，发觉不是午睡时间，父亲却半卧在床上休息，而之前老人是很珍惜写作时间的。她问爸爸躺着休息是不是累了？老蒋指着书桌上厚厚的一叠手稿说，刚刚写完一个重要章节，出版社也不催着要稿，先停一下。蒋先生年纪大了，不会电脑，著书都是钢笔手写，再誊清在方格纸上的。

女儿开始也以为父亲只是调整作息时间，后来发觉他起身活动时明显异样，再三追问，老人才说腰膝关节疼痛，走路不方便，已经有两个星期了。"不过不要紧的，以前也痛过，没几天，也没吃药，自己就好了。"老钱说。女儿说："我带你去医院检查，小病不看，万一遇上大病就麻烦了。"

父女俩来到家门口的梅陇社区卫生服务中心，医生体检发现老人双膝关节轻度肿胀，髌骨周缘压痛，髌骨研磨试验（＋），舌质暗红，苔薄白。X线片示：双膝关节退行性变。在了解蒋老有长年累月伏案写作习惯后，医生说："久坐对需要通过运动来维持健康的关节、肌肉，存在负面影响。"

医生还说，膝关节软骨是没有血管的，浸润在关节液中，由关节液提供营养，同时通过关节面的挤压放松维持功能。久坐导致脆性增加，承受运动能力降低，容易被磨损并伴随疼痛。很多人以为运动损伤了关节才疼痛，其实这是久坐少动、伤害关节在运动中的表现。久坐会使膝关节肌肉处于静止状态，并发生萎缩、丧失活性，提前老化，上下楼梯、蹲起行动感觉僵硬疼痛。久坐，导致骨质疏松，骨密度、骨质量降低，骨骼变得脆弱易断裂。

医生说："从目前症状和检查来看，老先生您气滞血瘀，不通则痛，西医称膝关节炎，中医属痹病范畴。先拟活血化瘀，通络止痛。处方筋痹方加减：黄芪、党参、当归、白芍、川芎、地黄、柴胡等。水煎服，早晚分服，每日一剂。"

同时关照蒋老，要适当运动，提高肌肉力量、改善关节功能、维持骨骼健康、调动脂肪代谢，收获持久健康。多走路，能促进骨骼重新吸收重塑，保持骨密度。

治疗两周后，蒋先生腰膝酸痛症状明显好转，能自行出门，在小区里散步。复诊除继续汤药治疗外，另配合局部推拿、理疗，在医生指导下作腰腿肌群康复锻炼。

蒋先生还真是习惯久坐的人。他惜时如金，每天清早就坐在书桌前写作，晚上一两点钟才停笔，洗漱，上床睡觉。白天不看电视、不玩手机、不接触闲人，关在书房里辛勤耕耘。写累了，坐在藤椅上，闭上眼睛打一会儿盹儿，醒了还继续写。

经社区医生提醒后，蒋先生意识到久坐对身体健康的不利影响，开始每天早晨出去散步。老人家原来是舞美专业出身，会画画。出门时就带个画夹，把家门口看到的花卉果蔬、树木虫草，随笔速写在画夹上。回去利用写作间隙，再画在宣纸上，配上雅致的题款，十足的书卷气。

晚上原来是蒋先生写作的黄金时间，现在挤出一小时，站着练小提琴。年轻时蒋先生酷爱音乐，自学过《霍曼》，拉过《沃尔法特》《开塞》《马扎斯》，也尝试过《帕克尼尼随想曲》，能跟着收音机把《红色娘子军》整部舞曲的小提琴部分从头拉到尾。

年过九旬的老蒋已经没有当年的激情了，每天站立拉一小时舒缓的乐曲，只是配合治疗，锻炼手指、肩部和下肢肌群的肌力，调剂一下紧张的写作情绪。

 医生的话

双膝关节炎病人最苦恼的是每逢下蹲时膝关节疼痛，治疗方法较多，疗效不一。膝骨关节炎是中老年人常见病，不仅仅局限于某一靶点，而是一个整体病变，故治疗时不应只关注某一点。某些情况下，膝关节修补手术对于半月板、韧带损伤具有明确疗效。但围手术期仍应运用非手术疗法进行长期干预，维持动静力平衡，以预防病情反复。（姜一戎　顾凤龙）

十九、凿牙利齿，推陈出新
——牙根尖周炎治疗案

牙病经常让人捉摸不透。有的人大大咧咧，硬壳坚果张嘴就嚼，糖果奶酪吃个不停，平时不爱惜保护，倒也不见牙病牙痛。杨为立却不是这样，他不仅每次餐后都要刷牙，平时偏硬的食物尽量不吃，可还是时不时牙龈过敏，遇冷遇热都酸胀不适，特别难受。

2023 年金秋十月，桂蕊噙芬，菊黄蟹肥。丰景之年，螃蟹价格亲民，杨为立禁不住诱惑，周末买了一大包蟹回家，亲自下厨。起锅烹煮，切姜拌醋，晚上一家人高高兴兴围坐一桌，看着电视吃蟹。

吃的时候没有什么特殊感觉，睡到半夜，杨为立发觉牙齿有点隐痛，将近天亮，疼痛越来越厉害。睡不安稳了，干脆起床，洒扫庭除，清洁门户。身体活动后，牙痛似乎减轻。杨为立心想，牙痛不算什么大病，过一两天兴许就自愈了，就没有把这事放在心上。

白天似痛不痛，时痛时瘥，时间就这样过去了。到了夜晚，一上床，杨为立就感觉身体上火，牙痛开始发作。这下可是真痛，患处不能触碰，痛得他辗转反侧，根本无法入睡。老爱人兰芝见他老在翻身，得知牙病，便嗔问他，痛了一天，干嘛白天不去医院看病。

"明天让儿子请半天假，开车送你去区牙防所，或者去市牙防所……就不知道那里能不能停车？"

"不用，家门口梅陇社区卫生服务中心就有口腔科。"

"社区医院看牙齿行吗？"

"周边几户人家都去中心的口腔科看牙齿，技术不错，服务态度也好，去年我就去治过牙病。"

"那你明天就去，早点去，省得排队等候。"兰芝说。

第二天一早，老杨就去等中心开门，顺利挂到口腔科方医生的号。

"右上后牙吃东西、咬物不适，夜晚痛得受不了。"

方医生看了老杨的既往病史，问："去年在外院做过右上后牙充填治疗？这次牙痛多长时间了？"

"就昨天，好像也没有咬什么硬东西，后牙说痛就痛了。"

方医生询问了解到病人没有出血性疾病等系统性疾病史，没有药物过敏史，没有放疗化疗史，近年也没有重大手术及外伤史。又做了体格检查和拍片检查。

"目前看来，您这是得了'急性根尖周炎'。"方医生告诉老杨。

"根尖周炎……急性的？"杨为立看着方医生，"这病很重吗？痛起来真受不了。"

"根尖周炎是牙根尖周围组织发炎，"方医生打开电脑，显示牙根尖周炎模型视频，"牙髓炎发展到晚期，牙髓组织坏死，或者细菌感染引起根尖周组织发炎。"

"可是我牙痛说来就来呀，坏死……细菌感染这么快吗？"

"牙齿受到急剧的外力撞击时，根尖周组织创伤也会造成根尖周炎。刚才你说昨天吃蟹了，当时可能没注意，实际上咬嚼时伤了根尖，导致根尖周急性发炎。"

"我后牙痛了一夜。"

"根尖周炎时疼痛为自发性、持续性痛，如果急性根尖周炎炎症继续发展，形成急性根尖脓肿，则疼痛剧烈，有持续性跳痛。随着炎症加重，脓液扩散至骨膜下，疼痛、肿胀更加明显。您根尖周炎发生一天，症状就较明显，是因为平时有慢性根尖周炎病史。"

"可平时我没有感觉有牙痛呀。"

"我看你根尖牙髓多已坏死，牙体变色，但慢性根尖周炎多无自觉症状，机体抵抗力低时可急性发作。我给你先做牙髓活力检查，不良修复体拆除，口腔局部冲洗上药，髓腔消毒、根管消毒、牙髓摘除……"

"谢谢方医生，拜托您了。"

方医生打开无影灯，给杨为立做右上后牙去除腐质、备洞、降合、揭去髓室顶、疏通根管、交替冲洗、吸潮纸尖干燥、氢氧化钙暂封。

治疗结束，方医生关照杨为立勿用患牙咀嚼等注意事项，1周后复诊，不适随诊。特别强调：治疗流程较长，需按时复诊，术后避免咀嚼硬物，建议根管治疗后冠修复。

整整两个半月，杨为立每周都按时去梅陇社区卫生服务中心口腔科请方医生诊治。方医生和颜悦色，耐心细致，切开引流、清除感染、充填根管，每一个动作都轻柔到位，还时不时提醒老杨平日里注意口腔清洁护理。方医生说：刷牙，一定要上牙往下刷，下牙往上刷；横刷会损伤牙龈，引起牙龈退缩，甚至刷出三角形楔状缺损，遇到冷热就会敏感。一旦发生龋齿，要及早彻底治疗，预防牙髓炎的发生。

元旦过后，梅陇菜市场的大闸蟹膏腴肉满。杨为立禁不住诱惑，这天又买了蟹，倒进水池冲洗，注入米酒，使其昏醉。正准备缚绳上锅，老伴兰芝过来，见一缸醉酒的螃蟹胡乱横行，忍不住絮叨说："不吸取教训，还吃硬壳蟹呀？"

杨为立说："方医生已经把我的牙病彻底治好了。我问过方医生，说现在什么都能吃。"

医生的话

牙根尖周炎发生时会出现疼痛，疼痛自行消退后，病人以为炎症消失了，其实是人体免疫和炎症处于动态平衡，炎症仍在缓慢发展。所以，要正确面对，早发现早治疗。日常生活中应养成定期保养口腔，定期洗牙的习惯。

有人感觉自己洗牙后，牙龈发酸，缝隙变大，个别牙齿松动。这不是把牙洗坏了，而是洗晚了。牙结石在一些部位把牙龈该有的位置侵占，致使牙龈退缩，甚至牙龈下方的牙槽萎缩。洗牙时的超声波把水雾化成雾滴，小水珠触碰牙齿表面，把不属于牙齿的东西震下，就出现了缝隙。所以，平时也要认真刷牙，进食后记得漱口，养成良好卫生习惯。（方锐　秦苏慧　斐文佳）

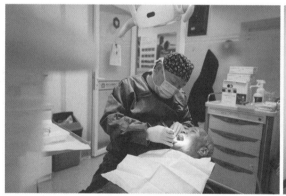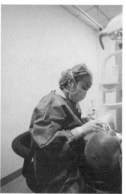

口腔治疗

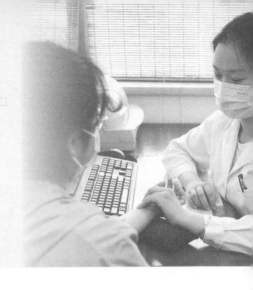

慢病、常见病，中医有办法

二十、针灸补虚，中药扶正
——月经延后调治案

芳子坐在美发厅的长沙发上，微蹙着眉笔渲染过的眉尖，其实，即使展颜微笑也没法抹去蹙眉的痕迹。38岁的职业女性，还不到憔悴的年岁，眼见着公司里同龄的女同事依然容光焕发，上班劲头十足，下班追网红、上热搜，把每一天平常日子都过出新鲜感来。而自己，衰败的容颜平添愁绪，每个月"老朋友"姗姗来迟更是烦恼。

而且每次行经，芳子都会剧烈腹痛，情绪烦躁，腰酸乏力。先后去过几家医院，西医说内分泌紊乱，中医说气血不足。吃过不少药，也做过理疗，治疗期间症状好过一阵，一停药老毛病依然如故。不光每个月那几天感觉浑身不爽，芳子平日里也打不起精神。上班没有心思，回家无缘无故生气，看什么都不顺眼。

这天是休息日，芳子懒觉睡到自然醒，在床上照镜子。只见一张隔夜面孔，眼泡虚肿，肤色像涂上了亚光漆，又暗又沉。想到隔天上班要接待个重要客户，初次见面总不能带着一脸病容，她决定去美发厅打理一下。

坐着排队等候，快轮到自己时，芳子手机"叮咚"一响，朋友圈跳出一条信息——有着同样困扰的同龄闺蜜，在梅陇社区卫生服务中心中医科，经牛医生治疗，月经恢复了正常。她将信将疑看完信息，马上拨通了闺蜜的电话。

"这家医院医疗联合体，打造中医学科特色品牌。我'老朋友'不正常好长时间了，在中医科牛医生中药结合理疗诊治下，总算治好了。"闺蜜在电话里开心地诉说。

一周后经过预约挂号，芳子也坐在了牛医生面前，诉说起自己的病情："月经延迟，有时两三个月才来一次，有时干脆不来，吃了黄体酮才来，这种情况已经一年多了……"

"《仁斋直指方·妇人论》说，经脉不行其候有三，一则血气盛实，经络遏闭；一则风冷外伤，七情内贼，一则形体憔悴，经脉涸竭。"牛医生诊舌切脉，给她做了相关检查后，给她讲解关于月经后期的相关医学理念，"西医认为本病是'下丘脑-垂体-卵巢-子宫轴'功能障碍及内分泌异常引发的月经不调。月经不调有实证，也有虚证，临床所见虚证居多，从你目前症状分析也属于虚证范畴——古代医家认为，胞脉不通，血海空虚，无源可下，就像油灯缺了灯油，火再怎么点，也不能燃旺了。"

"那我得怎么治疗呢？"芳子急切地问。

"不论原发性月经不调还是继发性月经不调，都宜补心育肾，以安血之室，健脾扶胃，以资血之源，血至而经自下。"牛医生说，"我给你用中药结合针灸治疗，只要你积极配合，月经就会逐渐正常，你所说的一系列症状也会随之缓解。"

"中药治疗期间有什么禁忌吗？平时饮食起居需要注意点什么？"

牛医生说："第一，适当补充营养，健脾扶胃以资生化，可以达到调补冲任和养调经的目的。平时多食用瘦肉、奶类、谷类、绿叶蔬菜及含钙丰富的食物。不能过食辛辣肥腻，使胃热壅滞，聚湿成痰，痰瘀交阻，经水断截。平时充足睡眠，乐观开朗，心情舒畅，使气机升降有度，冲任阴阳平衡，脏腑经脉功能正常。除此之外，也可以每天测基础体温，作为辨别肾气充盈的参考。我来教你……"

中医治疗室里，牛医生给芳子做了针刺对症治疗，取穴地机、血海、三阴交、子宫、足三里、气海、关元。同时给她开了中药处方，粗略看一下，有柴胡、延胡索、益母草、泽兰、佛手、香橼、月季花等一些活血化瘀的中草药。

治疗后的一周，芳子月经来潮，腹痛明显缓解，疲倦乏力和烦躁情绪感觉好转。这一次，她心情舒畅地再去美发厅，经过熟悉的美发师打理，长发舒卷，层次丰富，有一种温婉的性感，看上去一下子年轻了许多。

经过牛医生针灸、中药连续治疗三个月，芳子不光月经每月准时准期来潮，而且除了少腹有点胀，其他症状完全消失。再次复诊时，完全康复的她十分开心地说："针灸推拿助力宇航员飞天，在全世界都有广泛应用。没想到中药的作用也这么神奇！"

 医生的话

月经后期是指经期正常者，月经延后 7 天以上，甚至 3～5 个月一行，又称经期错后、经迟，是月经病的一种，往往伴有月经量少。在排除了妊娠后，只要连续两个月经周期出现月经延后 7 天以上便可诊断为月经后期。

西医临床上常用黄体酮来治疗无排卵性的功能性子宫出血，这只有在子宫内膜有一定的雌激素刺激、没有孕激素刺激的情况下才是合适的。如果子宫内膜没有充足的雌激素刺激,单用黄体酮效果是不好的。一般在停用黄体酮后3到7天月经来潮。

中医认为"经闭之故,不外血枯、血滞二端",治疗须分虚实,一为血瘀气滞有余之症,一为血枯经闭不足之症。"有余者,以顺气散血为主,瘀血消而新血自生矣。不足者,以补脾养血为主,脾旺而血自生,血充而经自至矣。"(牛彦彦　张靖怡)

二十一、中医食疗，保健养生
——耳鸣食疗案

培训课下午两点钟开始，社区居民们提早一刻钟就来到会议室，围着长桌找座位坐下。年轻的摸出手机刷屏，年长的抱着孙子，与邻座低声交谈。门口进来的人仍在走动，寻找熟人，坐到一起。姜阿姨拉着陈阿姨在上课开始前匆匆赶到。

穿着白大褂的牛医生与老熟人们打着招呼走上讲台，打开电脑投影，大屏幕上亮出"中医食疗"的培训课题。

自从新冠病毒感染以后，陈阿姨总觉得身体没有完全恢复，走路头重脚轻，四肢困倦无力，顶要命的是耳朵老"嗡嗡"作响。忙碌时精力分散，感觉还好一点，静下来耳鸣响声加重，不光注意力不集中，还心里烦躁，精神紧张，白天做事力不从心，晚上也睡不好觉。她去专科医院看过专家门诊，没检查出什么耳病，建议中药治疗。吃中药汤剂太苦，陈阿姨心里犹豫，听人介绍社区医院食疗门诊用食物治病。真的假的呀？同一幢楼的姜阿姨就拉着她来听牛医生讲课。

牛医生身材适中，神情怡静，口齿清晰，语言流畅，面对听众，详尽介绍中医食疗的保健养生文化传承与临床效验。

中医饮食疗法是一种利用食物的属性、功效和人体禀赋来调节人体健康的方法。中医食疗已有二千多年历史。商周末年，齐国太公望在军旅中首创药膳"太公望红焖鸡"。取香草药料焖鸡，将士吃后精神振奋，并能防治疫病流行。我国现存,也是世界上最早的食疗专著,孟诜的《食疗本草》在唐代面世。孟诜是"药王爷"孙思邈的嫡传弟子。《食疗本草》不仅详尽著录食疗功效、食药禁忌,提出因时因地饮食忌宜变化的营养学观念,还收录了很多简便实用的食疗方式方法,使民间验方得以广泛流传。

常用的中医饮食疗法食物包括小米、山药、红枣、枸杞、黑芝麻、核桃、蜂蜜、莲子、银耳、百合等。这些食物具有健脾开胃、滋阴润燥、益气养血、宁心安神等功效,适合不同的人群食用。中医食疗还讲究食物搭配,包括寒热温凉搭配、互补互制搭配等,搭配合理可以相互协同,如小米和红糖煮粥,可以起到温补脾胃的作用;枸杞和红枣煲汤,可以起到补肾益精、养血安神的作用。反之,则可能相互抵消,甚至产生不良反应。

第二天,姜阿姨陪同陈阿姨预约了牛医生的门诊,详细咨询自己的耳鸣能不能通过食疗得到缓解。

牛医生给陈阿姨察舌诊脉,作了耳部的相应检查。

"耳鸣分实证和虚证,感冒、鼻炎、渗出性中耳炎、慢性中耳炎引发的继发性耳鸣属于实证,医学上称为客观性耳鸣。"牛医生对陈阿姨说,"您的情况经现代医学检查找不到确切病因,医学上称主观性耳鸣,一般属于虚证。"

"虚证耳鸣是什么原因引起的?"

"虚证耳鸣多与情绪、精神、环境、气候等因素有关,中医认为肾开窍于耳,耳朵出现的相关症状一般都与肾有关,最常见的就是肾气虚引起的耳鸣。"

"长期耳鸣,会影响听力,将来变成聋子吗?"姜阿姨在一旁插话。

"中医有'鸣为聋之始,聋为鸣之末'的说法,不过临床所见,耳鸣不一定会影响听力,耳鸣和耳聋是两个不同的疾病。"牛医生解释说。

"那我的耳鸣能治好吗?"陈阿姨问。

"中医治疗耳鸣，实证以泻为主，虚证以补为要。"牛医生说，"中医五脏对应五行，五行对应五色，肾脏对应黑色，补肾虚可以吃一些偏黑色的食物，如黑豆、黑木耳。另外中医讲究'象形'，肾为'腰子'，可以'取类比象'，多吃猪肾、板栗温补肾阳，以治耳鸣。"

"正巧，我喜欢吃黑豆，您能给我讲讲黑豆的作用吗？怎么吃更好？"

牛医生耐心地给陈阿姨说了黑豆的功效和烹饪方法。

黑豆性平味甘，归心、脾、肾。《本草纲目》说，黑豆能补肾养血、清热解毒、活血化瘀、乌发明目、延年益寿，主水肿胀满、肾虚腰痛、风痹筋挛、痈肿疮毒。《延年秘录》说，服食黑豆，令人长肌肤，益颜色，填精髓，加气力。《养老书》说，李守愚每晨水吞黑豆七枚，谓之五脏谷，到老不衰。

黑豆是大豆的一种，除了和大豆（黄豆）一样富含蛋白质、微量元素和维生素外，还含有花青素。能降低人体血胆固醇含量，调理血脂蛋白，预防、治疗血脂升高，延缓动脉硬化的形成和发展，减少患心脏病的危险；能清除自由基，延缓衰老。

黑豆还含性激活素，能促进男女性器官的发育，调节性激素，可明显降低妇女流产率，并能提高中老年人的免疫功能。此外，还有防癌、抗疲劳、改善贫血等作用。

牛医生给陈阿姨推荐的是黑豆鲫鱼汤和黑豆猪肚汤。

黑豆鲫鱼汤

主料：黑豆、鲫鱼、火腿丝，油、盐、葱、姜适量。

烹制：

1. 黑豆洗净，放入铝锅内加清水 750 克，烧滚后，改用小火煨 30 分钟，煮酥备用；

2. 鲫鱼抹干水分，热油锅，放入鲫鱼，煎至两面微黄；

3. 清水煮沸，连鱼带油一起放入，再倒入黑豆、姜片，武火煮20分钟，转小火煲一个半小时，下火腿丝，盐、葱、姜调味即可。

黑豆猪肚汤

主料：猪肚，黑豆。

烹制：

1. 黑豆用干净锅子（无水无油）小火炒至微微发黄。

2. 猪肚飞水，与豆放进砂煲，一次加足水，大火烧开转小火，慢煲两小时，入盐调味。

"谢谢牛医生，我回去照你说的试试。"

牛医生又补充说："五音（角、徵、宫、商、羽）对应调节五脏（肝、心、脾、肺、肾），角调式乐曲对应肝，旋律朝气蓬勃，兴发舒展；羽调对应肾，深远透彻，清澈光彩……平时多听舒缓音乐，让郁闷心态好转，听高亢激扬的音乐提升情绪，让沉闷心态改善。通过音乐调节，也可以达到缓解耳鸣的目的。"

咨询后，牛医生给陈阿姨做了耳穴针刺治疗，取穴：外耳、内耳、神门、肾、肝。针刺这些穴位能起到活血化瘀，改善睡眠、焦虑、抑郁的作用，从而使耳鸣症状得到缓解。

一个月后随访，陈阿姨开心地说，不光是耳鸣完全好了，原来头重脚轻、四肢困倦、烦躁失眠的症状也都完全好了。

牛医生鼓励陈阿姨适当运动，做操、慢跑，"正气存内，邪不可干"，体质增强，耳鸣不犯。

医生的话

　　耳鸣大多没有确切诱因，一般与情绪、疲劳、环境、气候等因素有关，感冒、鼻炎、渗出性中耳炎、慢性中耳炎有可能导致耳鸣。一些慢性基础疾病，如高血压、糖尿病、低血糖、低血脂病人也会出现耳鸣。

　　中医认为肾开窍于耳，肾气虚会发生耳鸣。"鸣为聋之始，聋为鸣之末"，但临床所见，耳鸣不一定会影响听力，鸣和聋还是两个不完全一样的疾病。治疗的侧重点也不一样，耳鸣以调节为主，从心理、精神、环境上进行干预。耳聋有比较客观的指标，以治疗为主。

　　耳鸣持续两周以上，以很频繁的概率出现，建议去医院耳鼻喉科进行相关检测。颅内占位早期有可能出现耳鸣症状，需要脑CT、鼻窦CT检测以排除相关病变。（柴荻彬　石红）

二十二、针药并用，枯花新开
——卵巢早衰调治案

秋雨绵绵，淅淅沥沥下个不停。大街小巷都是湿漉漉的，天地灰蒙，水雾弥漫。朱菲一早上班忘记关窗，下班回家，丝帘飘拂，风雨并兼。雨水把窗台上的茉莉、海棠冲得枝叶萎靡。那盆视若珍宝的昙花更是垂头丧气，奄奄一息。顶着秋风秋雨匆匆到家的朱菲此时心情也"冷冷清清，凄凄惨惨戚戚……怎一个愁字了得？"

朱菲今年刚刚 38 岁，人说四十不惑，她偏偏"困惑"的事情接踵而来。小肚子一阵阵掣痛，"老朋友"每每爽约，头痛耳鸣，腰膝酸软，畏寒肢冷，疲惫多汗，心烦易怒，日常家务丢三落四，上班工作顾此失彼。这究竟是怎么回事呀？

闺蜜小彭在微信里对她说，这恐怕都是"老朋友"惹的祸。年届中年，月经不调得赶紧治，否则更年期会提前"不约而至"，到时候皮肤起斑、骨质疏松、代谢障碍，心脑血管都有麻烦。

当天下午，朱菲就在社区卫生服务中心的中医科挂上了牛医生的号。候诊不过几分钟，进入中医诊室。牛医生平易近人，说话温润，不徐不疾，态度亲切。

"我是不是已经更年期了？"朱菲说了自己近期的症状，不无担忧地问。

"女性更年期通常发生于 40～55 岁，40 岁之前的年龄，出现以月经紊乱为主要病症，属于卵巢早衰。"牛医生一边望闻问切，一边回答。

"卵巢早衰是指因卵巢功能过早衰竭，致使女性提前出现一系列自主神经系统功能紊乱，伴随身体素质下降，身体进入一个加速衰败的时期。近年来卵巢早衰发病呈逐年上升趋势，并呈年轻化倾向。"

"我才38岁，还不到40呢！怎么会卵巢早衰的？"

"卵巢早衰、月经不调是由于肾虚、精血不足、气滞血瘀等因素引起发病。"

朱菲听不懂中医术语，要求牛医生说得具体点，牛医生说："引起卵巢早衰的原因很多，除病理和药物因素以外，和一些生活习惯也有关。酗酒、吸烟、生活无规律，长期节食和药物减肥致使营养不良，脏器衰老会加快。暴饮暴食、营养过剩，过度肥胖等，也可影响内分泌的正常调节而致卵巢早衰。"

"这病能治吗？还是就等着来更年期？"

"治疗卵巢早衰、月经延迟，西医一般做人工周期，疗法可以选用的药物较多，有补佳乐（戊酸雌二醇片）、黄体酮、芬吗通（雌二醇片雌二醇地屈孕酮片复合包装）等，可根据病情选择，促进子宫内膜生长、月经来潮。中药治疗重在补肾，补肾药有激素样作用，能促进卵泡、子宫发育，促进卵巢功能的恢复。根据你目前的体质和症状，用西药也有类似温肾、补命门之火作用，但虑其有阳盛劫阴之弊，我建议你针灸和汤药同时进行，治疗后会逐渐恢复正常月经，其他相关症状也会好转。"

不知不觉，半个多小时过去了，朱菲紧锁的眉头也在牛医生轻声慢语的解说中渐渐打开。

窗外金桂花开，珠英琼树，清香四溢。闺蜜小彭来看望朱菲，一进门就看到窗台上被秋雨淋过的昙花经过精心呵护，重新焕发了生机，曾经憔悴发蔫的长叶变得绿油油、水灵灵。

"家门口的医生不错吧？牛医生给你扎针用药了？"小彭看着朱菲柔

和的脸色，"你气色好多了。"

牛医生根据朱菲体质，结合中医理论和临床经验，在近一个月的时间里，给她做了对症治疗。取穴地机、血海、三阴交、子宫、足三里、气海、关元等针刺，艾灸双侧子宫穴，并用柴胡、延胡索、益母草、泽兰、佛手、香橼、月季花等处方，活血化瘀、通经活络。

"这个月'老朋友'准时来了，还有点腹痛，牛医生说还要巩固一段时间。"

2023年，闵行区打造24个标准化中医药特色社区卫生服务站，通过"龙华-闵行"中医医联体平台，培养社区家门口的中医专科专病中医师。梅陇社区卫生服务中心中医全科牛医生，就是师承龙华医院针灸专家裴建教授，以社区居民疾病为基础开展课题研究，是梅陇社区针灸学科专病建设项目负责人，凭借娴熟的针法、温柔的话语、敬业的态度为周边居民带来了就医便利。每天下班，她总要留下来，温习一遍自己诊治过的每一名病人的病史，潜心推敲，记下后续的治疗思路。

"牛医生，每天病人这么多，我半年没来，你还能记得我的病情，真难得！"一位老病人对牛医生这么说。

"牛医生，我已经把浦东的房子卖掉了，搬到梅陇附近，以后找你看病更方便了！"这话听起来有点夸张，但居民的津津乐道也从不同侧面反映出社区中医工作团队的敬业精神及牛医生的贴心服务。

除了门诊治疗，2023年5月起，每月第二周的周二中午，牛医生还在梅陇镇社区党群服务中心进行老年中医系列科普讲座、义诊等志愿者服务，使居民在家门口就能享受到便捷、优质的医疗服务。作为中医全科主治医师，牛医生擅长运用针刺、艾灸、火罐、理疗、穴位贴敷、刺络放血、穴位埋线等方法治疗颈肩腰椎病、膝骨关节病、中风、面瘫、慢性胃炎、便秘、眩晕、失眠、肥胖、静脉曲张等社区常见疾病。

"牛医生'粉丝'可多了，不少老年人甚至从浦东、嘉定、松江等地跨区赶来找她看病。"小彭对朱菲说。

"幸亏你的提醒，否则去市中心三级医院，排队太累了。看病还是到家门口医院方便。"朱菲留着披肩长发，穿着居家浅色短裙，丰满、漂亮，中药调理让她恢复了年轻和自信。

小彭转眼看着窗台上的昙花，突然发现一片肥厚的绿叶边角上，出现一个高粱米大小的小花苞，另一片短宽的叶子尖尖上，也有一个淡绿色的小点。

"你看，昙花坐了小花蕾，还坐了两胎！"小彭惊喜地放声笑起来，笑得很开心。

转眼到了中秋节，经过治疗，朱菲不仅腹痛减轻，其他症状和情绪波动也得到缓解。这天起了个早，约了小彭，把马上要开花的那盆昙花送到了梅陇社区卫生服务中心中医科，向牛医生致谢。

 医生的话

中医药具有整体调控、多系统、多靶点的特点。能恢复肾-天癸-冲任-胞宫生殖轴的功能，激发人体重建阴阳平衡。因此，在治疗上重视育肾，常以补肾药为主。认为补肾药有激素样作用，能提高卵巢对促性腺激素的反应性和卵巢中性激素受体的含量，从而改善生殖轴功能，促进卵泡、子宫发育，使子宫、卵巢重量增加，促进卵巢功能的恢复。

同时，加强锻炼，注意劳逸结合，自我减压，心情舒畅也非常重要。要多吃牛奶、鸡蛋、鱼类等优质蛋白质和高钙食品，以及蔬菜、水果、枸杞、桑椹等富含维生素及锌、硒、叶酸的食物，少食煎炸、辛辣刺激等不健康食品。保持大便通畅，改变酗酒、熬夜、盲目减肥、长时间使用电子产品等不良生活习惯。（牛彦彦　曹婧）

二十三、治病就本，养血安神
——中老年失眠调养案

深秋之夜，四周寂静无声，屋外星辰寥落，能听到房前屋后芭蕉树扇叶摇曳，满地月色被这扇叶声阻隔得晦涩而凝滞。

墙上电子钟分针一轮又一轮走着，张阿姨不管是睁着眼还是闭着眼，都无法入睡。嘴里数着"一只羊、两只羊"，心里念着"阿弥陀佛"的诵经语，所有催眠的方法都用过，都不顶用。

张阿姨起身上厕所，从洗手间回来干脆不睡，打开电脑打几盘棋牌，结果把老伴王峰给闹醒了。王峰叹气说："你自己不睡。还拉个垫背，弄得我也不睡？"张阿姨把电脑关上，跑到厅里找安眠药。一般性的安眠药已经不顶用，从区精神卫生中心配来的是思诺思（酒石酸唑吡坦片），医生提醒她这药副作用挺大，可是不吃她就不能睡。

张阿姨服药后重新躺到床上。迷迷糊糊间看到一个时装模特从自己对面走来，每走上几步便转个圈……恍惚间自己好像坐在一艘游船上，身边杯盘狼藉……鼓乐声惊天动地，时装模特变成流行歌手，舞台灯光幻化出海滩、天空、沙漠，一排巨浪冲着她劈面而来……张阿姨被吓醒，觉得口舌干燥，心神不宁，身体疲劳，头晕脑涨。抬头看电子钟，仅仅睡了两个小时，似乎比不睡还要累。

早上起身，王峰对妻子说："我们家门口的行南服务站，是梅陇社区卫生服务中心下辖医疗卫生服务站，依托'闵中心-梅陇医联体''防治康一体化梅陇中医药小镇'，聘请闵中心中医科主任担任指导，建设中医药治疗失眠专病门诊。不如你去看看。"

"能挂到专家门诊的号吗？"

"闵中心专家每两周一次下沉社区开展中医专家门诊，专家工作室成员徐医生跟师抄方，治疗相关疑难病症。你可以去问问他。"

张阿姨打听到徐医生平日在社区的坐诊时间和地点，当天就前去咨询。

徐医生告诉她："老年人晚上睡眠时间短，一般睡 5 个半到 6 个小时就足够了。一般老人睡眠时间相对前移，晚上八九点钟就睡了，会伴随早醒，四五点钟就起床，再也睡不着了。您有时间可以睡午觉，午睡不超过半个小时，睡得时间太长直接影响晚上的睡眠质量。"

"半夜睡不着我会起来，坐电脑前打棋牌，反正在床上也躺着不睡。"

"不建议失眠后起床做其他活动，而且打牌耗费脑力，不宜于阳气的内收，反而把机体的阳气又调动起来了。"

"我睡不着就会上厕所，有时一晚上起夜好几次。"

"实在躺不住起来小解，建议动作慢一点，回来继续尝试性睡。还有一些老人睡到半夜，会觉得饿，去翻冰箱。夜间人体的脏腑也处于休息状态，进食会调动脏腑的工作状态，中医说'胃不和则卧不安'，所以也不提倡睡前，或是半夜睡不着去吃东西。"

徐医生给张阿姨诊舌切脉，说："我们中医还讲究'天人合一'，人的昼夜节律要适应大自然的变化。春夏养阳，秋冬养阴，春天适宜早睡早起，夏天白天时间长，可以晚一点睡、早一点起。早上起来可以到小区散步，练太极。秋季早睡早起，冬天早睡晚起，防寒保暖，减少户外活动，使阳气不至于外泄。"

"我多年失眠，目前得吃安眠药才能睡着。"张阿姨无奈地说。

"安眠药副作用大，我给你预约闵中心专家的门诊号，你试试中药调理。”

可以在家门口享受高水平的中医药养生保健与防病治病服务，张阿姨心里感到很温暖。

预约挂号后，在梅陇的中医专家工作室，张阿姨见到了慕名已久的闵中心的陈主任。第一眼的印象，陈主任年龄并不大，身板挺拔，敦厚和善，说话温和，待人亲切。他看了徐医生写录的病人主诉和现病史，补充询问了胃纳、二便状况，认真诊察舌苔脉象。

陈主任对随师抄方的几位社区医生说：“失眠的常见病症是入睡困难、睡眠质量下降和睡眠时间减少，而且影响日间正常生活，导致认知功能障碍，注意力不集中，记忆力减退，工作社交能力下降，兴趣、精力减退，身体困倦，容易出现日间嗜睡现象。临床上失眠可划分为原发性和继发性两类。”

侍诊在侧的吴医生问：“失眠的中医病名，叫‘不寐’？”

陈主任说：“中医没有失眠这个病名，根据临床症状归在‘不寐’范畴。”

陈主任对张阿姨说：“你的情况，中医属于肝肾阴虚型，心肾不交。可以用中药调理，慢慢会恢复正常，晚上能睡着，白天精神也会好起来。”

处方：茯神、炒麦芽、淮小麦、黄柏、制女贞子、朱砂拌灯心草、熟大黄等共 7 帖，每日 1 剂，嘱水煎 400 毫升，早晚各 1 次，餐后温服。

服药当天，张阿姨上床就有困倦感，睡了一个多小时，醒后还能再睡。三天后睡眠时间增至 4～5 小时，只是睡不踏实，乱梦纷纭，白天仍有便秘。复诊时陈主任把熟大黄改为生大黄 10 克，医嘱继续服用 7 剂。

经过陈主任方药治疗，张阿姨睡眠时间渐渐延长至 7～8 小时，大便日行 1 次。处方中用朱砂拌灯心草，朱砂虽是安神药，有清心镇惊、明目解毒作用，但作为硫化物类矿物辰砂，含硫化汞，有一定毒性，不宜久服。故三诊后去除这味药，其余药味保留，续服巩固。

此后，张阿姨不仅每晚睡眠安然，白天也面色红润、精神爽朗。每日早睡早起，早晨参加社区晨练，不仅自己跳广场舞、练八段锦，还带了好几个学生。她逢人便说，家门口的医生治好了自己的失眠症，现在身体越来越好了。

这天随访，张阿姨喜滋滋地汇报最近的活动情况，问道："运动锻炼对睡眠也有好处吧？"

"生命在于运动，但老年人要适可而止。睡眠需要阴阳平衡，白天消耗太多，睡前运动过度疲劳，阳气调动太厉害，晚上阳不入阴，反倒造成睡眠障碍。"陈主任告诉她。

"有人睡前饮酒，说是能帮助睡眠，这有科学依据吗？"

"睡前小酌一杯，虽然加快睡眠时间，但是并不能提高睡眠质量。醉酒第二天起来头晕，酒精本身对人体也有损害，所以我们不提倡喝酒助眠。"

看张阿姨对饮食保健非常感兴趣，陈主任还介绍了自己的一款食疗经验方——乌苓安神茶，主料是乌梅、麦冬、山药、茯苓。这款茶适合秋冬季改善睡眠，生津止渴，可治疗秋燥（口干、眼睛干）眠欠，早醒多梦。

 医生的话

患不寐的老年人在白天、睡前作穴位按摩和针灸，也有良好效果。针灸取百会穴，息风醒脑，升阳固脱；神庭穴，宁神醒脑，降逆平喘；印堂穴，明目通窍，疏风清热。中医认为，人体督脉为阳脉之海，主一身阳气，统率诸阳经，督脉腧穴主治神志病，有很好的宁心安神作用。

穴位按摩，每个穴位顺时针方向，按摩3～5分钟。睡前摩腹，从胸剑联合部位往下，做回旋向下、一直到肚脐耻骨联合部位的圆周运动，往返5～6次。再用右手大鱼际、掌心围绕肚脐做顺时针方向的按摩30次，左手采用逆时针方向按摩30次。不仅对睡眠有好处，而且对调理脾胃功能有积极作用。（徐晨昱）

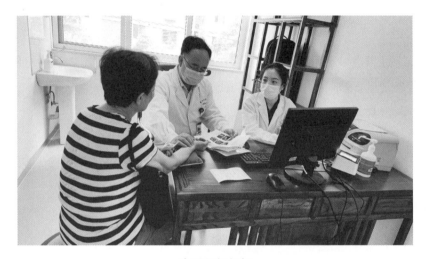

中医望闻问切

二十四、产后腹痛，食疗解忧
——产后腹痛食疗案

皓月当空，夜色醇厚。小丽躺在床上，时不时看看窗外镶嵌在天幕上的点点繁星，翻来覆去，就是睡不着。

老公常元被她动得不耐烦："怎么啦？睡不着？"

"我肚子痛。"

"什么时候开始的？厉害吗？怎么不早说？"常元一下子也没了睡意，"我带你去医院？"

"算了，不是痛得很厉害，就是一阵阵不舒服。"小丽侧过身去，"睡吧，睡一觉明天就好，前天也痛过，不碍事的。"

小丽一周前生了宝宝，产后睡眠、胃口、二便、哺乳，一切正常，母婴健康，就是体质有点虚，时不时一阵腹痛。有时睡过一夜，白天就好了，也有时一早醒来，肚子还是隐隐不适。事情说大不大，说小，却又缠绵不休，让小丽心情不爽。

第二天，常元就近去家门口的梅陇社区卫生服务中心咨询，门诊护士简单问了起病过程，建议中医调理。

中医科牛医生上门给正坐月子的小丽做了相关检查，告诉年轻的小妈妈这是"产后病"，确实没有大碍。

牛医生说："妇女在产后及产褥期内发生的与分娩或产褥有关的疾病，称为'产后病'。气血凝结，不通为痛，就会发生产后腹痛，相当于西医中的产后宫缩痛及产褥感染引起的腹痛。分娩后，由于子宫的缩复作用，小腹呈阵阵作痛，于产后1～2日出现，持续2～3日自然消失，属生理现象，一般不需治疗。若腹痛阵阵加剧，难以忍受，或腹痛绵绵，持续日久，影响产妇的康复，则为病态，应予以治疗。"

"我要吃药吗？我在哺乳，吃药对宝宝有影响吗？"

"产后腹痛，中医认为本虚标实，以'多虚多瘀'为主要的病机特点，重在补气养血，卫护经络，安和五脏，培本滋源。"牛医生说，"你症状不重，可以先进行产后食疗。《金匮要略》里讲：'产后腹中疼痛，当归生姜羊肉汤主之'。"

常元说："之前看电视养生类栏目，记得有相关报道。"

"食疗养生，起源于中国，是中医中药学的一个重要组成部分。《内经》里说：'味归形，形归气，气归精，精归化'。孙思邈说：'谷畜果菜，食养尽之'。养生，顾名思义，养为调养、保养、补养；生即生命、生存、生长。养生的目的在于吐故纳新，颐养生命，健身强体，焕发精神。"

小丽问："食疗养生，有这方面的专著吗？"

"唐高宗武德年间，孙思邈真传弟子孟诜著《食疗本草》，是世界上现存最早的食疗专著。孟诜早在距今1600年前，就率先提出食疗因人因时因地与四时季节变化相应的学术思想。还强调了食疗的地区性，对南、北方的不同饮食习惯和食用同一食物的不同疗效作了详细的分析。学术观念符合当代健康饮食理念，至今对临床医学、营养学有指导意义。"

小丽不解地问："如果食疗能治病，那还要药物做什么？"

"食物疗法和药物疗法是有区别的。药物治疗所使用药物，品性刚烈，'是药三分毒'。药物为治病而设，适应范围局限，是针对病人的医疗手段。用药不慎，吃错药，不仅不能治疗疾病，反而会使原有的病情加重，甚至恶化。食物疗法寓疗于食，利用食物（谷肉果菜）性味方面的偏颇特性，有针对性地用于某些病症的治疗与辅助治疗，调整阴阳，补气养血，用的是日常生活中的普通食品，即便辨证不准确，一般也不会给身体带来损害。"

"谢谢牛医生，你刚才说当归……羊肉……汤，能治疗产后腹痛？"

"那是中医经典上的记载，根据我的临床经验，我再介绍几个缓解产后腹痛的常用菜谱，你们可以根据口味选择，既治病，又吃得开心。"

黄芪党参炖鸡

主料：母鸡1只，黄芪、山药、党参、大枣各30克。

烹制：母鸡去毛及内脏，洗净。黄芪、山药、党参、大枣装入鸡腹内，隔水蒸熟后，分两天吃完。

功效：滋补气血，健脾利尿。

当归生姜羊肉汤

主料：当归15克，生姜15克，羊肉250克。

烹制：将羊肉切成小块，与当归、生姜一并放入瓷罐中，加水250毫升，用旺火隔水炖至羊肉熟透后，吃肉喝汤。

功效：适用于产后气血虚弱，阳虚失温所致的腹痛。

田七炖鸡

主料：母鸡肉300克，田七粉15克，料酒5克，盐1克，生姜3片。

烹制：锅中加入清水1000克，置于旺火上，然后放入鸡肉块，烧开后撇去浮沫；加入生姜片、料酒，改用小火炖至鸡肉熟烂；再加入田七粉、盐、味精，稍煮片刻即可离火食用。

功效：对于瘀血内停，经脉阻滞，气血运行不畅而致的产后腹痛疗效较佳。

醪糟红糖煮鸡蛋

主料：鸡蛋两只，红糖、醪糟适量。

烹制：锅中加入适量水，烧开后打入鸡蛋，鸡蛋七分熟时放入红糖，稍微搅拌，使红糖完全溶化，出锅前放入适量醪糟。

功效：健脾暖胃、缓中止痛、活血化瘀。

红糖姜汤

主料：红糖100克，鲜生姜10克。

烹制：水煎服。

功效：可辅助治疗产后腹痛和产后胃部疼痛。

山楂红糖水

主料：山楂60克，红糖30克。

烹制：山楂60克，红糖30克，将山楂加水，放入砂锅内大火煮开后，用文火煮5分钟，加入红糖再煮片刻，趁热饮服。

功效：活血化瘀止痛。

 医生的话

　　季节、气候、地域不同，人体所需的饮食也会有所不同。食物分为寒、热、温、凉、平五性，以及酸、苦、甘、辛、咸五味。冬季天气寒冷，适合食用温阳的食物；夏季天气炎热，适合食用清热解暑的食物。根据食物的不同性味，可以调节人体的阴阳平衡。比如，寒性食物有清热解毒的作用，适合热证病人；热性食物有温阳散寒的作用，适合寒证病人。

　　选择食物还要根据病人的体质、年龄、性别、疾病类型等因素，对于不同的人群和疾病类型，有不同的饮食宜忌。例如，感冒咳嗽的病人宜食用清淡化痰的食物,如雪梨、萝卜等;而脾胃虚弱的病人,则宜食用易消化、性平和的食物,如小米、山药、红枣、枸杞、黑芝麻、核桃、蜂蜜、莲子、银耳、百合等,这些食物具有健脾开胃、滋阴润燥、益气养血、宁心安神等功效。在实践中,要注意灵活应用,根据个体差异进行合理的调整,以达到最佳的治疗效果。(柴菽彬　姜一戎)

二十五、三伏贴敷，冬病夏治
——中医治慢性鼻炎案

阳春三月，梅陇地区春花萌动。白玉兰丽色迎人，洁白芬芳；紫玉兰外红内白，晶莹如玉。小区居民纷纷出门赏花，街头绿地人来人往。独有退休在家的孙阿姨，每逢花开季节，不光是不敢出门，还把门窗捂得严严实实，拉紧门帘和窗帘，坐在室内沙发上戴着口罩看电视。

原来孙阿姨有过敏性鼻炎史，发作起来，一下子会连续打几十个喷嚏，接下来清水鼻涕流个不停，说涕泗滂沱也不过分。双目跟着一阵阵发痒，用手反复揉也止不住那种异样的刺激。鼻炎发作时，还时不时一阵阵头痛。这还是白天，到了晚上，鼻腔堵塞不通，整夜翻来覆去，呼吸困难，根本没法入睡。好不容易迷迷糊糊打个盹，因为透不过气来，不一会儿就被憋醒。一夜折腾，不得不张着嘴呼吸，早上醒来，口干舌燥，嘴里又苦又涩，喝多少水也解不了那股怪味。

鼻炎不算大病，犯起来也真要命。孙阿姨原以为这种小病忍忍就会过去，没想到她一病就病了十多年，而且病情还在一年年加重。家人和左邻右舍都劝她找一家好医院去治治，市中心有五官科医院，可是从梅陇过去路程不近，孙阿姨有晕车毛病，坐不得公交车。老人图方便，自己跑去药房的"问病卖药"专柜咨询。营业员建议她用呋麻滴鼻剂试试，眼睛痒、流眼泪可以用氯霉素或者左氧氟沙星滴眼液。孙姨问了药价，滴鼻剂和两种眼药水都不贵，就各买了一瓶，回家自己治病。

不能说买来的药疗效不好，至少鼻塞不通的症状是解决了，可是不停地流涕、打喷嚏、眼睛一阵阵发痒的感觉一点都没有好转。一到春暖花开时节，只能把门窗捂实了，不敢出门，结果长时间坐着不动又添了个腰酸背疼的毛病。

春去夏来，门前绿地青苔碧草清幽凉爽，翠绿的树叶浓浓淡淡，一直蔓延到云天之外。早晨推窗，阳光斑驳，孙姨想出去走走，可是腰腿酸痛，走路很吃力。对门老屠伯伯见孙阿姨站在门口左顾右盼，进又不是、出又不走的样子，就过来问个究竟。听说孙阿姨是腰腿疼，迈不开腿，说这不难："梅陇社区卫生服务中心针灸科医生手艺不错，我原来的肩周炎就是他们治好的。你去试试，你这是新病，治疗几趟肯定就好了。"

家门口医院确实方便，孙阿姨去挂了针灸科的号。接诊治疗的是牛医生，见她不停地擤鼻涕、打喷嚏，便关心地询问，并作了诊舌切脉的中医诊疗检查。牛医生说："春暖花开万物复苏，给很多人送来希望，带来美好心情，但对特殊体质的人，确实有些困扰。特别是过敏体质，四五月份换季时温差大，加上湿度变化，春风袭人、花粉飘散，鼻腔对冷热温度的调节能力不适应，就会导致鼻炎症状的频发和加重。"

孙阿姨说："我是一到时候就不停地流鼻涕、鼻塞、打喷嚏，眼睛也一阵阵发痒。"

"这是因为鼻黏膜水肿，鼻腔分泌物增多，导致鼻塞、打喷嚏。眼睛不适也是鼻炎引起的。"

孙阿姨说自己用过药了，可是不见效。

牛医生说："呋麻可以收缩鼻黏膜血管，用于缓解鼻腔充血、水肿、暂时改善鼻塞症状。但对你这样的慢性鼻炎，起不到治疗作用。鼻炎引发的眼睛不适，也不建议用氯霉素、左氧氟沙星滴眼液。您来得真是时候，我们中医讲究冬病夏治，您三伏天来医院作敷贴、理疗，鼻炎，包括腰酸背痛，都会一点点好起来。"

"真的呀？我还以为鼻炎一定得去五官科医院治疗呢！"孙阿姨高兴

地说，"那我等三伏天再来。"

牛医生说："您老捂紧房门，一个人关在家里也不是办法。慢性鼻炎的病人，还是要适当活动，特别提倡有氧运动。早晨呼吸清新空气对鼻腔有好处，再多洗热水澡，运动发热和蒸气湿热不仅可以湿润鼻腔，还能使体内交感神经兴奋、血管收缩、黏膜变薄、腺体分泌减少，缓解鼻炎的流涕和头痛等症状。"

2022年、2023年，经过两个三伏天的治疗，孙阿姨感觉到鼻炎明显改善，季节变化时鼻塞、流涕、打喷嚏的症状大大减轻，发作次数也少多了，眼睛痒、头痛也不再发生。春天，往常只能躲在家里的孙阿姨来到小区绿地，与邻居老人一起参加晨练。她束起腰带，领口搭一条丝巾，脖颈不空，就不冷了，以前憔悴落寞的病态完全不见踪影。体验到冬病夏治的神奇疗效后，孙阿姨还把自己老胃病、老寒腿的老公，两个同样有轻症鼻炎的外孙，腰肩酸痛、走路挺不起胸的妹妹，胃病加上双膝不利的妹夫，包括邻居、闺蜜、朋友等十余人介绍到梅陇社区卫生服务中心，请牛医生做每年的冬病夏治治疗。

 医生的话

冬病夏治，是根据《黄帝内经》中"春夏养阳"的理论，对秋冬春之际容易反复发作或者加重的慢性、顽固性疾病，在夏天，尤其是三伏天给予预防性治疗。利用夏季气温高，机体阳气充沛的有利时机，调整人体的阴阳平衡，以增强抗病能力，能够达到一年中少发甚至不发、发作持续时间缩短等效果，是中医学"天人合一"的整体观和"未病先防"的疾病预防观的具体运用。

冬病夏治适用于一些慢性疾病，如在秋冬春之际容易发作或者加重的慢性顽固性肺系疾病，包括哮喘、慢性咳嗽、慢性支气管炎、慢性阻塞性肺疾病、过敏性鼻炎、慢性鼻窦炎、慢性咽喉炎，小儿体虚易感冒，反复呼吸道感染；慢性疼痛性疾病，如关节炎、风湿病等；慢性胃（肠）炎、脾胃虚弱等消化系统疾病等。此外，一些体虚的人群，如体质虚弱、免疫力低下的人，也适合采用冬病夏治的方法来调理身体。（石红　姜一戎）

二十六、疫情防控，中药助力
——验方治热病案

　　深夜 11 点，宋医生正在洗澡。疫情防控期间，她已经连续几天从早到晚，穿着厚厚的防护服走街串巷，爬上一层又一层居民楼，采了一家又一家的核酸。深夜回家想洗个热水澡，好好睡上一觉，明天一早继续上疫情防控第一线。就在这时，手机铃声急促响起，她接到了签约老人殷阿姨的电话："老头子发烧了，小区出不去，急救电话打了也一直没有车来接。宋医生，我该怎么办呀？"宋医生在电话里安抚老人："您放心，我马上就到。"她匆匆忙忙冲掉身上的肥皂沫，擦干水渍，披衣下楼，骑车赶到殷阿姨家。

　　一场始于 2019 年的新冠疫情让整个社会陷入恐慌和焦虑之中，老年人作为易感群体，不仅面临严苛的防控措施，还因为儿女不在身边，加上或多或少患有基础疾病，境遇更显得艰难无助。走投无路的殷阿姨抱着一丝希望给签约医生打好电话，心里七上八下，不知道宋医生什么时候能到。

　　15 分钟以后，宋医生敲开了家门，马上给病人李叔测了体温，量了血压，听了心肺。体温不是很高，血压心跳也正常，两肺稍有点湿啰音，可是病人精神萎靡，头脑昏沉，浑身酸痛，咳嗽胸闷，心悸气短，四肢无力，味觉减退，舌苔又厚又腻。

　　宋医生是全科医生，擅长中西医两法。她对殷阿姨说，从李叔目前情况看，属于中医"湿热蕴肺"病症，一是外感时令之邪，二是内有痰湿阻滞，内外结合，形成湿温。中医古籍《温病条辨》有个名方三仁汤，宋医生说："三仁汤是祛湿方剂，具有清利湿热、宣畅气机，行气宽中、清心除烦，利尿通便的功效。李叔头身酸痛、咳嗽胸闷、食欲减退，十二年前脑梗死、三年前脑溢血，还有高血压，目前苔白不渴，脉弦细而濡，属于湿温初起，湿重于热，正适合用三仁汤。其他基础疾病，等热退湿去后再说。"

宋医生给李叔开了处方：杏仁、豆蔻、薏苡仁、半夏、石菖蒲、竹叶、滑石等，共7帖。

封控期间医院中药房暂停工作，怎么配药呢？殷阿姨正在发愁，宋医生通过既往工作关系，联系上一家尚在营业的中药店，用微信把处方发给药师，线上配药。对方药师审阅处方后问："中药代煎还是自煎？"殷阿姨说："还是代煎吧，我要伺候病人，煎药不方便。再说很久没煎药了，放多少水、怎么控制火候也不清楚。"

"明天一早配方煎药，中午之前送达病家。"对方发来微信确认。

李叔服药后，当天感觉到身热渐退，咳嗽见瘥。服至第三天，诸症向愈，只是仍感觉体倦乏力，精神不振，行动气馁。

七剂服毕，宋医生上门复诊。李叔体温正常，两肺呼吸音消失，自觉咽喉不利，干咳少痰。原方去射干、紫苏，还是线上配药，再服五帖而告病愈。

宋医生跟李叔和殷阿姨说，湿温病治愈后短期内可能遗留部分症状，建议老人做好如下防护。

1. 愈后适当作类似八段锦的舒缓运动，帮助人体继续排出湿毒。

2. 饮食清淡，多吃蔬菜、水果、五谷杂粮，少吃油腻，忌辛辣刺激性食物，保持大便通畅。

3. 避免阴暗潮湿环境，心平气和，遇事不急不怒。有基础疾病的病人情绪激动容易引起血压升高，保持情绪的平和，是中医防治高血压最主要的一环。

"有什么需要就给我打电话，"宋医生说，"我随叫随到。"

 医生的话

新冠疫情防控期间，我们用"三仁汤"治愈多名发热咳嗽病人，撰写论文发表于《中国组织化学与细胞化学杂志·临床医学专集》2023年第一期。方中杏仁既有发散风寒、宣利上焦肺气之能，又有下气平喘、气行湿化之功。白豆蔻芳香气清，温中化湿；薏苡仁清热渗湿，利水消肿；半夏治胃气不和，食欲不振；通草清热利尿，理气通络；厚朴理气宽中，化湿开郁；竹叶清心除烦，治湿温余热；赤芍凉血清热，玄参清热泻火，射干解毒利咽，桔梗宣肺利水。综观全方，反映出宣中、畅上、渗下，三焦分消的配伍特征，气顺湿下，毒解热清，三焦通畅，诸症自除。（宋志花　朱佳玲）

二十七、关爱女性，中医养护
——围绝经期养护案

金都路小广场，早起的大姐、阿姨们随着音乐舞动着。她们大多肩背肥厚、腰身粗壮、皮肤粗黄，但人人怡然自得。匆匆路过的胡静停下脚步，看着她们热情舞动着松垮变形的身体，心里突现有一种豁出去的冲动——试一试这样笨拙的摆动，或许能挽回点日渐衰颓的心态！

人的一生说长也长，说短也短，匆匆数十载，还没有好好体验青春年华，转瞬便已进入不惑之年。2022年，胡静突然左手活动受限，日夜疼痛，穿衣做事艰难。看医生，拍了片子，说是肩袖损伤，针灸、推拿、药敷，却迟迟没有恢复。后来，发觉左腿走路也不利索了，站立不稳，人往左晃，因此更加落落寡欢。

8月初的一天，胡静起床刚拿起手机，左颈部一晃，顿时天旋地转，赶紧用右手撑住，几秒钟后方缓解，仍感觉头脑昏涨，站立不稳。这些征兆之前也出现过，只是时间短，去医院做过CT，没查出什么问题。考虑是颈椎病，贴过多款膏药，也锻炼做操，只是三天打鱼两天晒网。打听到宝山有位针灸专家治疗眩晕有一手，胡静戴着颈托、冒着高温坐车过去。医生说拔几个火罐就好。胡静在床上趴了十几分钟，下床行走依然动作维艰，胸口、咽喉处像堵住似地。沮丧、惆怅、恐惧、痛苦伴随，日复一日，胡静抱怨、敷贴、针灸、健身、躺平、认怂，一眨眼就到2023年了。

胡静最终没有走进金都小区大妈们的广场舞队，因为从朋友圈里得到信息，社区医院全科的中医干预能解决像她这个年纪的女性健康养护难题。

《黄帝内经》提出"女七男八"的生命规律，男性以阳气为主，其生命周期是八；女性以阴血为主，其生命周期是七。女子七岁，肾气盛，齿更发长；二七（14 岁）而天癸至，任脉通，太冲脉盛，月事以时下，故有子；三七（21 岁），肾气平均，故真牙生而长极；四七（28 岁），筋骨坚，发长极，身体盛壮；五七（35 岁），阳明脉衰，面始焦，发始堕；六七（42 岁），三阳脉衰于上，面皆焦，发始白；七七（49 岁），任脉虚，太冲脉衰少，天癸竭，地道不通，故形坏而无子。

古人的描述多么精准！古代的科学和医学技术没有现在这么发达，平均寿命较短，49 岁就进入老年期了。但在现代人眼中，49 岁还远远不算老。

妇女从生育期向老年期过渡的生理转化时期，介于 45～55 岁之间，女性步入更年期，医学上叫围绝经期。常出现月经紊乱、烘热汗出、急躁易怒、头晕头痛、心烦易怒、健忘失眠、骨质疏松、关节酸痛、牙龈萎缩、皮肤干燥、过敏瘙痒等症状。西医治疗多在评估后使用雌激素替代疗法。中药治疗更年期综合征，用药策略更加成熟。根据个人体质辨证治疗，采用中药、膏方、针灸、推拿、耳穴等方法，融补肾、柔肝、健脾于一炉，活血通络、养阴安神，调和五脏，各司其职。另外可以结合情志治疗、生活调理、中医健身运动、饮食疗法等，使女性平稳度过更年期。

胡静在梅陇社区卫生服务中心中医科作了健康咨询，接诊的牛医生给她讲了女性不同年龄段中医调理养护的重要性——女子一生，青春期宜充，育龄期宜理，围绝经期宜和，老年期宜补。治疗原则：月经期活血通经，调理冲任；经后期育肾培元，养护生理功能。基本方药：红花、香附、当归、肉桂、鸡血藤、枸杞子、熟地、肉苁蓉、菟丝子、鹿角片、龟板。除了药物调养，还可选择相对应的外治法，双管齐下同步进行，起到温经通络、活血养元的功效。针灸主穴：关元、地机、三阴交、十七椎。灸法取穴：血虚证灸膻中、关元、子宫、内关、涌泉穴；肾虚证灸八髎、归来、三阴交穴；血寒证灸关元、八髎、三阴交、足三里穴；气滞证灸关元、命门、肩井、太冲穴。

经过半年多的中药理疗养护调理，胡静的身心健康有了长足进步，头晕、胸闷等症状消失，手脚活动也不再受限。国庆节，中学同学的聚会上，胡静一展歌喉，深情演唱了自己青春时代的流行歌曲《年轻的朋友们》。

 医生的话

中医药具有整体调控、多系统、多靶点的特点。能恢复肾-天癸-冲任-胞宫生殖轴的功能，激发人体重建阴阳平衡。因此，在治疗上重视育肾，常以补肾药为主。补肾药有激素样作用，能提高卵巢对促性腺激素的反应性和卵巢中性激素受体的含量，从而改善生殖轴功能，促进卵泡、子宫发育，使子宫、卵巢重量增加，促进卵巢功能的恢复。实验研究表明：菟丝子、巴戟天、肉苁蓉、熟地黄、仙茅、淫羊藿等能使大鼠垂体、卵巢、子宫重量明显增加；淫羊藿、巴戟天、仙茅对性腺功能有双向调节作用。（牛彦彦　张靖怡）

二十八、中西并举，重返和谐
——围绝经期早管理案

张剑英50岁了，住在闵行区梅陇地区。

张阿姨童年时代，这里还是阡陌小径，小桥流水，茅舍竹篱，一片田园风光。改革开放后，莲花路、虹梅路纵接南北，金都路、银都路横贯东西，商业网点迅速拓展，中高档商品房楼盘拔地而起。年轻时的张剑英在春申酒家当传菜员，回想当年总是满脸放光："当年酒家炸里脊串，一天卖出二千多串。逢年过节国定假日，要卖一万多串！"她是农家女儿，身体健康，性格开朗，干活浑身是劲。

只是中年下岗后，终日在家无所事事，三年前还得了一次急性肝炎。之后张阿姨月经稀发，心情失落，体质也每况愈下。经常潮热出汗，头昏眼花，耳鸣心烦，夜间失眠，脾气越来越暴躁。左邻右舍有的说她湿重，让她去拔火罐；有的说她体虚，建议她吃虫草；有的说她宫寒，最好去作艾灸；也有的说她更年期，会"作"。老公带她跑了几家医院，吃过不少药，医生们说法不一，治疗时好过一阵，一停药老毛病又犯。

有个要好姐妹跟她差不多的症状，也病了很长时间，结果在梅陇社区卫生服务中心用中药治好了。听到这个消息，张剑英开始还将信将疑，后来在网上查到这是上海市第一批"优质医疗资源下沉社区"的中医学特色示范卫生服务站，便预约挂号，前来求助家门口医生。

妇科医生根据张剑英的病史，给她做了血生殖内分泌、盆腔超声，宫颈癌筛查等检查，对她说："妇女在 50 岁左右，经水断绝或绝经前后，具体讲就是卵巢功能衰退到绝经后一年的一段时期，雌激素分泌水平下降，对下丘脑-垂体的反馈作用减弱，出现以自主神经功能紊乱为主的症候群，西医原来叫'更年期综合征'，现称'围绝经期综合征'。你血检 FSH（促卵泡成熟激素）增高，E2（雌激素）下降，符合这个病的诊断标准。"

"那我这病能治好吗？"张阿姨问医生。

"人到中年，肾气衰退是大势所趋，任何治疗方药都不能逆转，只能减缓衰退速度，将由此引发的脏腑阴阳失调限制在最小范围内。中医通过调理脾胃与补肾填精，可以消除或减轻症状。根据你目前情况，证属肝肾不足、气血两虚，我给你用养血活血、补益肝肾的中药，包括枸杞子、菊花、生地、何首乌、山萸肉、桑椹子、女贞子、龟板、白芍、白蒺藜、丹皮等。经过评估，你还存在明确的激素替代治疗的适应证，且无禁忌证，可以加用不来月经的替勃龙同时治疗。"

经过一个月的治疗，张剑英来复诊，告诉医生症状明显改善，精神状态也有了很大的改变。三个月后，症状已经完全缓解，家庭气氛重回轻松和谐状态，性生活也更加和谐，幸福指数得到很大提升。

后续每月进行门诊随访，半年一次全面评估。目前已经治疗一年，评估结果良好。

 医生的话

《素问·阴阳应象大论》记载：年四十而阴气自半也，起居衰矣。《素问·上古天真论》记载：七七任脉虚，太冲脉衰少，天癸竭，地道不通，故形坏而无子也。中医认为，肾气渐衰，精血不足，天癸枯竭，冲任虚损，调节阴阳平衡的功能失调，脏腑失于濡养，导致以上症候的发生。治当补肝血之燥，益肾水之枯。水可养木，肝可交心，养血调肝，宁心安神，促进机体重建阴阳平衡。同时，宽解疏导，锻炼身体，中西并举，治疗多能取得明显效果。（张祥荣　李劲松）

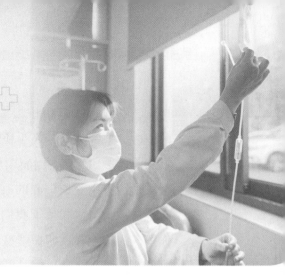

护理要长期，
康复要坚持

二十九、术后导管，就近护理
——静脉导管护理案

夕阳已经落去，周围黯淡下来，四周苍郁寂寥。陈嫣一个人静在屋子里，看看镜子里自己那张皱纹并不多的脸，她茫茫然的头脑一片空白。

"消化道占位病变"，这是陈嫣得到的诊断，前段时间在女儿女婿所在的广州做了手术，术后在手臂上置入了中心静脉装置。虽然女儿女婿一再挽留，她思前顾后，决定还是回老家上海。

"你一个人，刚做了手术，且不说买汰烧生活起居多有不便，光是你手臂上的输液管后期护理，"南航候机厅临别时，女儿鬓发散乱，泪光莹莹地捏着她的手紧紧不放，"怎么解决呀？"

"上海这么多三甲医院，还怕一根输液管护理跟不上？"陈嫣心里忐忑，但为了安慰女儿，夸张地做了个手势，故作镇静地笑。

"你住在闵行区,离市中心二十多公里,现在的三甲医院又人满为患……"女儿紧咬着嘴唇,终于还是忍不住哭出声来。

突然响起的门铃声,把陈嬷从回忆中拉回现实。打开房门,进来的是签约梅陇社区卫生服务中心的家庭医生。在礼节性问候和常规体检后,医生对她说:"我给你联系了我们医院护理部'标准化静脉导管社区工作室',你植入的输液管后期护理可以就近在家门口医院做。"

"真的呀?"陈嬷闻讯十分欣慰,原来梗在心中的一块石头终于落地。送走签约医生后,她立即拨通女儿的手机,好让女儿也放心。

闵行区莲花南路 1875 号,梅陇社区卫生服务中心"标准化静脉导管社区示范基地"小会议室里,坐满一身洁白工作服的医务人员,护士长芳茗站在投影屏前进行业务培训:"PICC(经外周静脉置入中心静脉导管)是近年来才应用于临床上的新型输液技术。主要是通过颈内静脉、锁骨下静脉、股静脉等大静脉,留置一个输液用的管子。这管子比较粗比较长,能够留在深静脉里。临床上适用于需要长期输液和化疗治疗的病人,如烧伤、烫伤、休克、脑出血、乳腺癌、肝癌、肺癌……"

芳茗护士长在"标准化静脉导管社区示范基地"工作日,和气亲切地接待了前来做输液管护理的陈嬷。初次见面,芳茗先给她介绍了经"外周静脉置入中心静脉导管"的相关知识,让她心里有底,以便更好配合相关专业操作。

"PICC 和静脉穿刺置管术有什么区别? 静脉穿刺置管术就是临床上常说的打留置针,属于外周静脉输液的一种操作方式,通常情况下可以保留 3 天左右,适用于需要连续输液的儿童或成人病人。相对来说 PICC 更为方便快捷,虽然价格相较于留置针更高一些,操作难度也更大,但是可以长期应用。不仅可以输液,某些采血化验的操作也可以通过输液港来进行,后续通过合理的维护和护理操作,可以留置很长时间,甚至终身应用都没有问题。"

经过一番解释，在陈嫣消解疑虑、心情放松后，芳茗和当班护士一起开始PICC维护的具体操作——测量臂围，去残胶，更换输液接头，脉冲式正压封管；撕除透明贴膜，拆除思乐扣，消毒皮肤及导管，待干后，安装思乐扣固定导管，无张力粘贴透明敷料；胶带蝶形交叉，固定透明敷料下缘，再以胶带横向固定蝶形交叉，在记录胶带上标注操作者姓名及日期……

一边做，芳茗一边在当班护士耳边轻声叮嘱："PICC导管的维护及注意事项主要有防止出血、预防感染、防止堵塞、防止脱出和移位、避免输入空气等。"

维护完成后，芳茗还对陈嫣作了一系列注意事项的反复叮咛。在得知陈嫣是独居居民后，芳茗特地送她到医院门口，给她指明往返最合适的交通路线，互相留了微信："有什么不适或发生什么情况随时联系，我们医院不管医生还是护士，都随叫随到。"

深秋季节，落叶缤纷。被落叶映红脸庞的陈嫣不等回家就拨通了女儿的手机："脆脆，我今天多了个女儿，比你待我还要好，比你更有耐心……"

 医生的话

平时病人输入一些刺激性的液体，如化疗药物，会引起周围血管疼痛肿胀，但对中心静脉则影响不大。通过PICC进行输液，可以有效避免长期外周输液所导致的静脉炎和血管硬化等并发症，还能防止化疗时药物外渗导致的局部组织坏死。与传统的外周输液方式相比，长期应用PICC的感染率较低，因在体外没有暴露部位，病人的日常活动也基本不受限制。有的介入手术也需要在静脉内注入一个静脉导管，通过导管进入导丝，进入介入的器械，解除病人的病灶。

这既是一种治疗方法也是一种输液的方式，能有效提高病人的舒适度和生活质量。（刘芳　邱瑾）

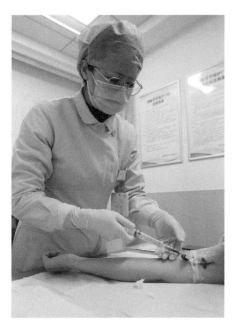

PICC 导管维护

三十、学会呼吸，打开心肺
——慢阻肺康复案

　　街上行人匆匆，路边堆着西瓜，路口交警指挥着交通，络绎不绝的大小车辆在徐根娣身边驶过。站在人行横道线一侧的徐阿婆大口喘气，看到绿灯也踟蹰不前。交警见状过来挽着老人过了马路，十几米的距离，老人步履蹒跚，走得上气不接下气。

　　马路菜场，顶着翠绿缨子的萝卜、沾着黄泥的春笋、水嫩嫩的马齿苋、湿淋淋的螺蛳……徐根娣站在鱼摊前，弯腰看着摊主给鳝鱼过秤，直起身摸钱包付款时，突然一阵气闷，连声呛咳，似乎有痰堵在喉咙，吐之不出，咽之不下，脸色苍白。摆摊卖鱼的姑娘看着徐阿婆惊惶失措，不知道该怎么才好。

　　下社区做健康教育专题宣传的梅陇社区卫生服务中心护士长芳茗正好路过，见状急奔几步，过来扶住徐阿婆，端只小凳让她坐下，轻轻捶背。老太太半天才缓过气来。

　　"谢谢你，小妹妹。"徐根娣用纸巾擦去嘴边的痰涎，她觉得面前的姑娘有点面熟。

　　"徐阿婆，您怎么一个人出来？"

　　"我想想没有多少路，就一个人来菜场买黄鳝……你是小芳护士长？"

　　"是我。您还不舒服吗？要不我陪您去医院看看？"

　　"没事，老毛病了，就是气管炎，天气不好容易发病。我看今天天气好，想出来走走，没想到……这毛病就是好一阵坏一阵的。对面小区就是我家，我自己能慢慢走回去。"

"您老得的是慢阻肺——慢性阻塞性肺疾病——一种以气流阻塞为特征的慢性支气管炎，常合并肺气肿。这病进一步发展会变成肺心病，导致呼吸衰竭的。"芳茗耐着性子对徐根娣说，"您这种情况，目前是可防可治的，约个时间来看专家门诊吧。"

"是药三分毒，我高血压、高血脂、糖尿病、痛风……一天要吃多少药？再加药怎么受得了？"

"要不您来试试康复治疗？"

"'慢阻肺'还能康复治疗？怎么个康复法？"

"我们康复医学科心肺康复专家门诊是每周三下午1:30～4:30，"芳茗帮着老人付款，并收好鳝鱼，"门诊在景彩路100号罗阳总院3楼。"

芳茗把徐阿婆搀过马路，护送到小区门口，再把一张印有地址电话的宣传单叠好，放进老人口袋，叮嘱老人到时候来做"打开心肺"的呼吸康复。

"阻塞性疾病——慢阻肺、哮喘、支扩；限制性疾病——间质性肺炎、过敏性肺炎、胸廓畸形，具有呼吸困难等慢性呼吸道症状、肺功能下降。由于气流受限进行性发展，致残率和病死率很高，全球40岁以上发病率已高达9%～10%。药物治疗进展缓慢的病人建议配合做'呼吸康复'治疗。

"呼吸康复又称肺康复，是对有呼吸道症状、日常生活能力下降的慢性呼吸系统疾病病人采取的多学科综合干预措施，起到改善、缓解呼吸疾病的急性症状，控制并发症，消除疾病遗留的功能障碍和心理影响，恢复正常呼吸功能和健康生理的治疗目的。"

梅陇社区卫生服务中心的教室里，全科主任魏新萍对医务人员作康复培训，大家认真地学习着。

康复医学科心肺康复门诊室内，电脑视屏上展示着"呼吸康复"图解。

芳茗搀着徐阿婆进入门诊室，把她与康复科医生作了相互介绍。康复治疗师根据康复医生的医嘱，指导并辅助病人开始"呼吸康复"治疗。

康复科治疗师一边示范，一边喊着口令，带领徐阿婆进行训练。

第一，胸廓松动训练：一侧胸廓松动术——上肢上举过肩，朝另一侧弯曲同时吸气，使紧绷侧组织牵伸运动。上胸部松动及胸肌牵伸——两手交叉放于头后，吸气时挺胸，做手臂水平外展的动作，呼气时将手、肘并拢，低头缩胸，身体向前弯。

第二，腹式呼吸训练：保持坐位、双手置于上腹部，鼻缓慢深吸气，腹部缓缓鼓起，肩及胸廓保持放松，用嘴呼气，将空气缓慢排出体外。缩唇呼吸——吸气时，用鼻子吸气；呼气时，缩唇轻闭，慢慢、轻轻地排出气体。

第三，有效咳嗽训练：坐位、半坐卧位，双手交叉置于腹部。经鼻吸气，鼓腹、屏住呼吸，身体前倾按压腹部连续咳嗽。每天练习 3 次，每次 2～3 次。用力咳嗽可形成由肺内冲出的高速气流，使分泌物移动，痰液排出体外。

第四，叩击排痰。

康复治疗师走到徐阿婆身边，手握成杯状，腕关节用力、有节奏地敲击她的背部，叩击持续数分钟。

"100～200 次/分钟叩击背部，促进附着在气管、支气管、肺内的分泌物松动，以利排出。"康复治疗师解释道，并接着示范，"第五，抗阻呼吸……"

康复治疗师让徐阿婆和其他病人一起吹蜡烛、吹瓶子，练习发音、呼吸，徐阿婆跟着医生和其他人一步步进行着训练，一点儿也不觉得累。

冬去春回，久别故乡的燕子双双对对、陆陆续续飞回时，曾经萎靡怯弱的徐根娣老人变得红光满面、精神矍铄，在主管护师的带领下坚持着呼吸训练，还经常在绿地散步。迎着绿灯，徐阿婆一边过马路，一边跟身边的交警打招呼："小伙子，你好啊，看我现在脚头硬吧，不要你帮忙啦！"

医生的话

慢阻肺以持续、进行性发展的气流受限为特征，与气道、肺对有毒颗粒或气体的慢性炎性反应相关。慢阻肺的康复治疗方法有呼吸运动训练、有氧训练、咳嗽和排痰训练等。遵循早期、多样及个体化原则，在医生的指导下有计划地开展以下训练，能起到缓解症状、改善心肺功能的积极作用。

1. 呼吸运动训练：缩唇呼吸锻炼法和膈肌呼吸锻炼法，可减缓呼气速度，避免气道在呼吸时塌陷，有助于换气量的增加并加强膈肌活动以增加肺通气量。

2. 有氧训练：快行、慢跑、游泳、骑行等锻炼，促进病人心肺耐力，改善喘息、呼吸困难症状。

3. 咳嗽和排痰训练：身体尽量坐直，深吸气后，连续咳嗽，收缩腹肌，将肺部深处的痰液排出，避免积痰导致并发症。（魏新萍　孙丽慧）

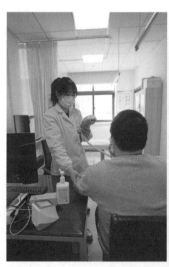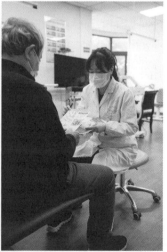

心肺康复指导

三十一、走出烟霾，康复自新
——慢阻肺戒烟案

　　梅陇镇酒家，雪亮的灯光下，玻璃水缸内鱼鳖蟹虾鳞光闪闪、鲜活灵动。餐厅营业进入晚高峰时段，餐桌杯盘高叠，食客觥筹交错。徐经理与客户隔桌而坐，摸出一包软中华香烟，一边咳嗽一边拆包装，给客户殷勤递烟。

　　"公共场所禁烟，会被投诉的。"客户接过烟搁在桌面上，"你在咳嗽，也少抽点吧。"

　　"工作需要，"老徐尴尬地赔笑，"我在单位做销售 30 年，整整吸了 30 年烟。有时自己不想抽，可递烟的朋友很热情，都不好意思谢绝。"

　　"一天一包烟？"

　　"总在 20 支以上吧……"一阵呛咳，让老徐说话中断。

　　散宴，送走客户，憋了一晚上的老徐忍不住摸出烟来，使劲儿吞云吐雾。

　　回家走进卧室，老徐一脸倦怠，胸中气闷，时不时咳嗽两声。妻子已经卧床，在床上竖着眼睛瞪他。老徐避开妻子锐利的目光，自言自语："合同签了，毕竟是老客户，好说话。"

　　老徐走到床边，脱下外衣。妻子二话没说，拎起他的衣服就朝外扔："一身烟味，睡沙发去。"老徐无奈，对妻子说："签完这单，我就向公司打报告换个岗位。我 55 岁了，该把担子交给年轻人了。换了岗位，没有应酬，我就一定戒烟。"

梅陇社区卫生服务中心"心肺康复团队"社区健康教育与健康促进专题宣传展前，老徐站在海报板前仔细观看。

慢性阻塞性肺疾病，是一种以持续呼吸气流受限和呼吸道症状为特征的慢性气道炎症性疾病，临床表现为慢性支气管炎和肺气肿"咳、痰、喘"等相关症状。

很多病人认为慢阻肺反复急性发作难以控制，只有靠吸入激素，使用支气管扩张剂、抗生素等药物来控制。其实对于此类病人来说，心肺康复也能减轻病人胸闷、无力和气促等症状，有效地改善血压、提高心肺储备功能及运动耐量，改善病人的健康预后。为此，梅陇社区卫生服务中心组建梅陇高血压及心肺康复团队，开设"心肺康复门诊"，提供特色治疗服务。

老徐一边看一边咳嗽，把咳出的痰涎包在纸巾里，准备带回家处理。

主管护师小孙把一张宣传印刷品递给老徐："心肺康复门诊不仅治疗心血管疾病、高血压、冠心病、心律失常，还治疗慢性支气管炎、肺气肿、肺癌。"

老徐："我有高血压，也有老慢支。"

"平时喝酒、吸烟吗？"

"酒是为了交际应酬，不喝过量。烟也在戒……原来抽得多，现在每天5～10支。"

"吸烟有害健康，您有高血压、老慢支，建议把烟彻底戒掉。"

"我记得2000年开始感觉走路有点气急，平时我也注意锻炼，每周打3～5次乒乓球。2022年后锻炼暂停，活动量少，气急加重。最近身体愈加不好，活动后气急明显加重。"

"您还没退休吧？年纪还轻，气急加重会影响生活质量。"孙护师对老徐说，"梅陇社区心肺康复门诊可以帮助解决病人咳嗽、咳痰、活动后气喘气急等症状。门诊时间每周三下午1:30～4:30，要提前预约，每次门诊限号5人。"

"我看了介绍，有胸科医院专家下沉社区提供特需治疗服务？"

"是的。门诊有上海市胸科医院心内科专家、主任医师、博士生导师，也有我们梅陇社区卫生服务中心的全科主任医生。我是心肺康复门诊的主管护师——您需要预约可以打我的电话。"

"那你现在可以直接给我预约吗？"

孙护师："下周三正好还有一个空额，我帮您填写预约单。"

2023年7月19日，老徐如约来到心肺康复门诊。专家询问病史、做体格检查和健康评估后，给予处方。

1. 乌美溴铵维兰特罗吸入粉雾剂，每天按医嘱剂量吸入。

2. 康复方案：吸气肌肌肉松解，腹式缩唇呼吸，下肢肌力训练，功率自行车（功率设置为自行车阻力0.5档，循序渐进提升，转速9转），体外反搏（每周3次，每次60分钟）。

3. 戒烟门诊治疗，评估尼古丁依赖指数，制订戒烟计划。

孙护师把吸入药物的使用视频发送在老徐手机上，并现场亲自演示了药物吸入过程。她提醒老徐一定要正确规范使用药物，以提高药物的充分吸收，确保治疗用药剂量。

老徐仔细端详专家输入在电脑病史上的医嘱，不好意思地问小孙护师："体外反搏是什么意思？"

孙护师说："体外反搏是一种通过体外无创性按压下半身的方法，改善机体重要脏器的缺氧缺血状态。通过包裹在四肢和臀部的气囊，在心脏舒张期对气囊充气加压，促使肢体动脉的血液驱返至主动脉，使舒张压明显增高，为心脏增加血流，降低心脏后负荷；在心脏收缩期气囊迅速排气，压力解除，促使主动脉内收缩压下降，最大限度减轻心脏射血期阻力，血液加速流向远端，从而达到反搏效应。体外反搏是一种无创性的治疗，操作简便，在门诊即可完成。体外反搏能促进血液循环，维持有效血流量,降低血黏度,在心脑血管病防治与康复领域有广泛的应用前景。"

老徐经过3个月的康复锻炼,咳嗽、咳痰、胸闷、喘息、气急、心悸、行动迟缓等症状基本消失。已经能自如地上到7楼,而且体力逐渐增强,血压稳定,睡眠安妥,胃口正常,二便通畅,工作起居正常。再次接受心肺康复门诊评估:呼吸肌、肌力疲劳感、呼吸困难等评分都有明显改善。专家建议调整康复计划,增加上肢抗阻训练(弹力带)、呼气肌等训练器械训练,以观察预后。

秋去冬来,每月末的那个周四,是梅陇社区卫生服务中心"心肺康复团队"社区健康教育与健康促进专题宣传日。健康宣传志愿者老徐站在海报版面前,向前来咨询的居民群众讲述"吸烟有害健康"的亲身体会,以及心肺康复专家门诊的高效治疗方案和康复指导。

 医生的话

吸烟危害深重,可能引发肺等部位的肿瘤,以及慢性阻塞性肺疾病、缺血性心脏病、脑卒中、流产等。脑血管病、下呼吸道感染、结核和肺癌均与吸烟有关,70%的动脉粥样硬化性血管闭塞和几乎所有的血栓闭塞性脉管炎都与吸烟相关。吸烟者烟量越大、烟龄越长和开始吸烟的年龄越早,患吸烟相关疾病的风险越大。

卷烟燃烧端散发的烟雾与吸烟者散发的烟雾混杂在一起形成二手烟。二手烟中含有甲醛、苯、砷、氨等有毒有害物质,二手烟已被世界卫生组织确定为1类致癌物质。与吸烟者本人吸入的烟雾相比,二手烟致毒致癌的风险更高。戒烟可降低或消除吸烟导致的健康危害,任何人在任何年龄戒烟均可获益,且戒烟越早,健康获益就越大。

(魏新萍　孙丽慧　高洋)

三十二、中风偏瘫，理疗康复
——脑卒中康复案

　　年届五旬的何先生是一家公司的部门经理，白天运筹帷幄、管理团队，心系业绩，责任很重。下班后还要在家审计进度，研发项目，调度资源，一个人在书房里忙到深更半夜。身体有点不适也不放在心上，头痛脑热就网购点常用药对付一下，终于积劳成疾，突然发病。

　　2022年9月，何先生突然头晕头痛、肢体麻木、口齿不清、视物障碍、眼睛黑蒙、站立不稳，在闵中心急诊，诊断"脑卒中"。经急诊治疗后，因右侧肢体功能障碍，于11月，通过"闵中心-梅陇康复医联体"的转诊，转入住家附近的梅陇社区卫生服务中心康复医学科门诊继续治疗。

　　初诊2022年11月4日。经康复医学科门诊医师评估，何先生卒中后身体一般情况尚可，偏瘫步态，言语尚流利，无流涎流泪。为其开具康复处方：偏瘫肢体综合训练、关节松动训练（大关节）、平衡功能训练、手功能训练、低频脉冲电治疗。

　　"脑卒中"俗称"中风"，分为出血性卒中与缺血性卒中。毛细血管血液运输给中枢神经供氧，血管出血或是堵塞，造成周围神经纤维、组织功能不能正常运作，出现各种不同症状。究其发病原因，与个人饮食习惯不良、生活作息不规律、工作压力大、缺乏运动、长期处于紧张状态以及饮酒吸烟密切相关。

　　中风是中老年人高发的疾病，以老年人居多，60岁以上的中风病人占绝大多数，但近年来中青年发病在增加，并呈逐年上升趋势。

以往认为大脑是一个不可再生的器官，所有的神经纤维和结构，损伤以后是不可逆的。但是现代科学已经证明，脑组织有一定的再生能力，虽然成人的再生能力较弱。包括康复理疗在内的相关治疗，对被破坏神经纤维的再生修复，肢体活动障碍的缓解有积极意义。

康复门诊的高医生对何先生说："卒中恢复期是个比较漫长的过程，以月计，或是以年计，建议本人进行积极的康复锻炼，通过现代医学方法在一些脑组织相关区域重建功能。包括肢体康复——主动或是被动的屈伸、站立、行走活动，中医针灸、理疗、电刺激……达到脑功能和网络的重建，恢复健康功能。"

针对何先生原来的高血压等基础疾病，另行医嘱如下。

1. 清淡饮食，多吃绿叶菜。如芹菜有降压作用，此外，紫甘蓝、菠菜、胡萝卜、番茄、洋葱，含钾量高的水果橙子、香蕉、柚子，也有相关食疗作用。用生山楂泡茶能辅助降压降脂。

2. 中医认为，情绪波动、肝火旺容易引起高血压。急躁、冲动，面红目赤，情绪失控，对中风康复明显不利。应调理情绪，乐观舒畅，适当用清肝平肝凉肝方药，达到降压保健的目的。

3. 可用车前子、白菊花清肝明目，辅助降压。

4. 心脑血管疾病的病人冬天不适合早出门。春夏养阳，秋冬养阴，秋冬是个闭藏的季节，一定要等太阳出来，阳光好的时候，再进行户外运动。

2022 年 11 月～2023 年 8 月，通过近一年康复训练治疗，何先生的肢体活动功能、站立与平衡功能都有明显改善。他信心倍增，要求在既往治疗的基础上，增加康复项目和训练强度。医生根据何先生的身体情况，增加了下肢股四头肌的训练、手部机器人的被动抓握训练和功率自行车的有氧训练。针对右肩局部压痛，活动受限；右手腕垂腕，肌张力略亢进的情况，诊断为肩关节痛、腕关节痛。重新开具康复处方：作业疗法、小关节松动训练、运动疗法、手功能训练、大关节松动训练，锻炼肢体功能、步态平衡，降低上下肢肌张力、促进上下肢神经贯通。

何先生中风后一度悲观失望，在康复学科门诊医生积极鼓励与精心治疗下，坚持一年多风雨无阻的康复训练，不仅元气恢复，神色清明，心情也豁然开朗。目前生活自理，起居安适，还在家里种养盆花，与邻里知己品茗聊天，网购了中医科普书籍，空余时静心阅读，体验养生之道。

2024 年春暖花开日，何先生特地挑选了一盆自己精心培育的垂丝海棠，送到梅陇社区卫生服务中心康复学门诊，向医务人员表示感谢，并激动地告诉高医生："经过康复治疗，我精神显振，体力也增，行动如常，思维清晰。现在已经回单位上班了，担任部门业务顾问，边工作边康复。劳逸结合，动静有常，对身体健康更有促进作用。"

医生的话

脑卒中恢复期是个比较漫长的过程，家属、病人本人都要积极配合，进行康复锻炼。肢体康复训练（主动或是被动活动——屈伸、站立、行走），中医针灸理疗很有效。脑部组织有一个刺激和反馈的机制，病人越是有主观愿望，对脑部的刺激就越大，脑部功能和网络的重建能力也越强，恢复得也相对越快。医生、家属要提供温暖的环境，增强病人恢复的信心。（高洋　赵宇彤）

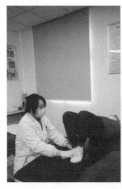
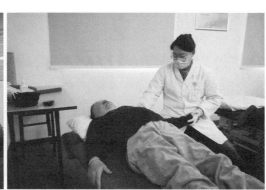

脑卒中康复指导

三十三、个性治疗，骑行强身
——腰腿痛康复案

闵行区有一支中老年骑行队伍。一辆网红单车，不用装备，无须规划，想走就走，想停就停，沿途风景，尽兴游览。如果大家想喝咖啡，就把终点定在咖啡屋；如果大家想吃馄饨，就把目的地指向馄饨店。穿梭滨江绿地，打卡烟柳画桥，真切感受城市的温度。骑行强身，是一种健康向上的生活态度。

从低负荷骑小黄车开始，到山地车一天轻松行程40千米，60多岁的吴阿姨英姿飒爽，激情迸发。很难想象，一年多以前她还是个上下楼都很艰难的腰椎病变病人。

吴阿姨曾因腰椎滑脱，在市中心的三级医院行手术治疗。术后近半年仍有腰膝麻木疼痛，行走困难，伴右膝内侧、双臂疼痛，疼痛在夜间较白天明显。2023年，她就近在梅陇社区卫生服务中心康复医学科寻医，挂了闵中心医联体的李主任专家门诊就诊。

李主任给吴阿姨作了康复评估和体格检查，又问了既往病史。吴阿姨退休前长年端坐工作，很少站立行走。年纪上去后，感觉身体虚弱，多动乏力。听说上了年纪要"保养身体"，于是闭门谢客，深居简出。她整天坐在沙发上看电视，看累了睡觉，睡醒了再看，过着享清福的"小康日子"。

"我算得会保养身体了，怎么也会关节痛呀？"

李主任听了连连摇头："生命在于运动，久坐不动不仅起不到保养身体的作用，适得其反，还有损骨关节健康。"

李主任解释说，久坐对需要通过运动维持健康的关节、肌肉、骨骼，需要运动调节的代谢系统和心理状态存在负面影响。久坐会使膝关节肌肉处于静止状态，并发生萎缩、丧失活性、提前老化，使上下楼梯、蹲起行动感觉僵硬疼痛。久坐，腿臀部肌肉活性下降、僵硬，导致弯腰、伸背、起立时，腰背部紧张疼痛。临床上，椎间盘突出病人 $50\% \sim 80\%$ 不发生腰痛，久坐而下肢、臀部肌肉萎缩与僵硬才是腰痛的主要病因。

"真的呀？久坐养生原来不利于健康？"吴阿姨听了李主任运动与静坐辩证关系的分析，恍然大悟。

"运动提高肌肉力量、改善关节功能、维持骨骼健康、调动脂肪代谢，才能收获持久健康。"李主任说，"我先对您目前的症状作相关治疗，腰腿疼缓解后，适当参加体育运动。从低负荷开始，持之以恒，积渐为功，以后身体会一点点好起来。"

李主任为吴阿姨开具个性化的康复治疗方案。通过三维、冲击波、微波、中频等治疗，放松腰背肌、臀大肌、股四头肌，训练腰背肌的核心力量。通过近三个月康复科治疗，吴阿姨腰、右膝、肩、踝关节疼痛明显改善。复测 RF 类风湿因子、抗链球菌溶血素 O、C-反应蛋白，红细胞沉降率 R、糖化血红蛋白、血清尿酸、葡萄糖全部阴性。

在李主任的建议和指导下，吴阿姨从低负荷开始，试着骑行锻炼，开始只是在房前屋后转圈，避免对膝关节造成过多压力。逐渐地，骑行范围扩大到小区，隔三差五骑车去附近集市、菜场、超市购物。联华、好德、罗森、家乐福、沃尔玛、大润发……理性消费，货比三家，既锻炼了身体，又享受市场竞争的实惠。经过一年的坚持不懈，她的腰膝痛也得到进一步改善。

春天来了，每当和风拂面之日，吴阿姨就和一帮邻里姐妹去小区绿地跳广场舞，或者慢跑 5 千米。社区中老年自行车队骑行活动，她一次也不落下。经过一段时间的锻炼适应，她现在一次能轻松骑行40千米了。去虹桥机场附近小路的飞机起落最佳观察点，用手机记录每十分钟一架民航机起落；穿梭苏州河畔，观赏老上海百年建筑群；打卡七宝、泗泾、上海动物园……体验老上海景观今昔风貌。从此，告别腰腿疼、久坐不动的旧岁月，把退休生活的每一天都咀嚼出一份新鲜来。

 医生的话

久坐会影响盆腔周围血液循环及性激素分泌，还可能导致前列腺疾病，并影响性功能。久坐使直肠静脉丛受到挤压，发生血栓，肛门出现病理性肥大，增加患痔疮概率。

避免久坐久站，游泳也是比较好的运动方法，平时还可以做一些腰部前屈后伸及旋转运动。既可以缓解工作的疲劳，又能锻炼肌肉力量，有利于维持腰椎的稳定性，保护腰椎间盘和小关节。（杨建玲 高洋）

三十四、及时救治，"家床"训练
——脑卒中康复案

每天清晨，环卫清洁工手持竹丝扫把，穿街走巷，风雨无阻，把城市街道打扫得干干净净。赶在清洁工上班之前，起得更早的大中爷叔在小区一路巡行，把各家各户丢弃的纸板箱、旧报纸、废包装、塑料瓶、易拉罐、牙膏皮，不厌其烦地收集起来，分门别类装进蛇皮袋，手拉肩扛，送到废品站去卖，换点喝小酒的零花钱。

盛夏水果上市季节，大中承包下小区门前一家水果店的全部废纸箱。为了节省时间，也为了烈日下少晒点毒日头，大中不顾旁人劝告，把手拉车上的纸板箱层层叠叠堆得特别厚实，铆足劲上路。结果悲剧了，这天，大中一头栽倒在送卖废品的路上。赤膊拉车的大中实在不像讹人的，热心路人纷纷相助，将他送到闵行区中心医院急诊。大中被诊断为脑卒中，得到了及时治疗。

大中其实并不老，今年才 49 岁。脑卒中治疗后留下右侧肢体功能障碍的后遗症，经过"闵中心-梅陇康复医联体"转诊，转入家门口梅陇社区卫生服务中心康复医学科门诊作后续康复治疗。

脑卒中俗称中风，包括"脑梗死"（缺血性脑卒中）和"脑溢血"（出血性脑卒中）。脑卒中的发病因素复杂，高血压、高血脂、糖尿病、吸烟饮酒、肥胖、颈内动脉狭窄，都是引发脑卒中的危险因素。大中原有高血压、高脂血症、颈动脉斑块等基础疾病，平日里疏于防范，也没积极治疗，一时间体力消耗过度，引发此疾。所幸救助治疗及时，病情控制后，一般情况尚可。

2023年1月4日，大中第一次来到梅陇社区卫生服务中心康复科，当时头晕、头痛、头胀不适，偏瘫步态，右足弓外翻。康复科张医生经过病情的评估，给予相应疗程的针灸治疗以缓解症状。同时，医嘱康复处方：偏瘫肢体综合训练，包括局部关节松动、站立功能、患侧肢体训练等。针对大中原有的高血压、高脂血症等基础疾病，又请相关科室的医生会诊，参与干预，建议坚持长期服降压药，使血压保持在140/90毫米汞柱以下。

1月8日，大中与中心签约建立家庭病床档案，今后将有家庭医生定期上门随访诊治。

大中独身居住，长期捡拾废品垃圾，一时处理不掉的就存放在家里，居住环境脏乱差不说，还发出阵阵异味，左邻右舍意见很大。居委干部上门做过工作，大中置之不理，依然我行我素。

这天，在家庭病床张医生的劝解、督促下，大中终于同意进行大扫除。居委组织志愿者一早上门，帮着大中打扫环境，清除垃圾。平时积留的废纸、废瓶、废铜旧铁，打包后送回收站。擦锅子、擦玻璃、拖地板，张医生穿着疫情防控期间用剩的"大白"，戴上口罩、帽子，用鸡毛掸四处掸灰。够不着的地方，还站到凳子上，用抹布擦碗橱顶上厚厚的积灰。几个大姐把大中脏污的被褥拆开，拿到居委，用洗衣机清洗、甩干后，趁着太阳好就晒出去。忙碌一天后，大中的小居室变得清洁敞亮，大中躺进带着阳光余温的干净被窝，脸上露出舒心感激的笑容。

张医生说："中风病人居住生活环境的清洁舒适很重要，可以保持心情愉快、精神爽朗、乐观向上、排除烦恼，避免不良刺激。另外每天可以适当体育锻炼，散步、做操、打太极拳。一日三餐原则上低盐低糖低脂、多纤维饮食，多吃新鲜蔬菜、鱼、豆类，忌辛辣刺激肥腻之品，避免高胆固醇食物，如动物内脏，戒烟酒。"

张医生还说："你中风后足弓外翻，行走不便，可以向街道残联申领免费的特制鞋。"

大中的申请经居委上报，很快就得到回复，街道残联让大中去特制鞋专卖店量了残足外翻的尺寸，春节过后就发来两双皮鞋、一双布鞋。穿上后，外翻的足弓得到纠正，加上针灸治疗，肢体功能基本恢复，走路就同正常人一样了。

2024年春季来临，闲不住的大中还忍不住出去收集小区的旧纸箱、旧报纸，至于塑料瓶、易拉罐就放弃了，因为不值钱还太沉重。废品收购处考虑他卒中后毕竟行动不方便，就约定时间上门收购。大中不喝酒不抽烟，用换来的钱喝牛奶、买水果，补充营养。有空余时间，大中帮着打扫小区卫生，更换宣传栏健康教育宣传，检查助动车充电安全，成了社区环境卫生与健康促进的志愿者。

 医生的话

中风病人的康复训练，可以在家人的帮助下做一些躯体的运动，如扩胸、拍手、拍肩、拍腿等，并做屈伸、旋转等动作。另外，还可以保持站立姿势，以及进行一些走动训练。注意在训练时身边要有扶手，防止病人突然摔倒。还有语言功能训练、智能训练等，在社区卫生服务中心也可以得到专业指导。（汤春红　徐丹丹）

三十五、南瓜苦瓜，高糖低糖
——糖尿病健康咨询案

傍晚时分，阿根爷叔下班回家，见妻子秦岚一个人关在房间里，不看电视，不听广播，甚至不开灯，坐在沙发上发呆。

"怎么啦？身体不舒服吗？"

"没有呀，挺好的。"

"为什么不做饭……也不开灯，不看电视？"

"不为什么，不想动。"

"你一个人在家里忙什么了？累了？"

"我一个人坐在家里什么事都不做，不累！"

"晚饭吃什么？我给你做。"

"随便，什么都吃，你做什么我吃什么。"

"冰箱里有熏腊肉，我蒸一下晚上吃。"

"腌制食品最好少吃。"

"刚才路过菜市场看到有活的梭子蟹，我去买两只炒年糕吃？"

"说是活蟹，可是都是空壳，切开来不见蟹肉，只见一泡水。这样的蟹也能吃？"

"出去吃吧，'德兴馆'广告——招牌菜大乌参促销，有打折优惠。"

"虫草、海参，电视台天天做广告，还不是没人吃、卖不出去？你见过人民银行做广告吗？有水电煤公用事业单位做广告吗？做广告的不是假货就是伪劣商品。"

"那你说，你想吃什么？"

"你做什么我吃什么。"

······

秦阿姨其实就是什么都不想吃。她今年54岁，两年前体检发现自己的血糖升高，开始还不放在心上。她有家族史，父亲就有糖尿病，可老人脾气固执，不当回事，想吃的吃，想喝的喝，没有任何顾忌，自觉活得很滋润。秦阿姨知道得了糖尿病一旦吃上药，就得终身服药。是药三分毒，能不吃药最好不吃药，她按照网上的提示，管住嘴巴，少吃油腻，指望能让血糖降下来。

几天前，要好的小姐妹从国外归来，在一家本帮餐馆聚餐。幼时闺蜜，阔别日久，一朝重逢，特别开心。没有山珍海味，更没有燕翅参鲍，上桌的都是石库门灶披间端出来的家常小菜。霉干菜、黄鱼鲞、蛤蜊炖蛋，老底子的味道精细鲜香，清淡平和。秦阿姨还贴心地让大厨做了几款无糖点心，让已经岁月沧桑的老小孩们打包回家。

让秦阿姨始料未及的是，尽管她有自知之明，在餐桌上不怎么动筷，仅仅吃了几块无糖点心，第二天自测血糖，居然飙升到了14.6毫摩/升。她的血糖检测从来没有这么高过。她被这个数字吓坏了，一个人喃喃自语："明明是无糖点心，怎么会测出这么一个结果？"接下来几天，别说点心了，她连饭都不敢吃了，还感觉到心发慌、手发抖。

这天黄昏，她感觉有点头晕，再自测血糖，却发现血糖又低到了3.4毫摩/升。顿时，她的心也像坐过山车一样忽高忽低、忐忑不安。

天色在暗下来，窗外飘着细雨。老公冒雨出门，到对马路"德兴馆"外买了两个菜，新上市的油焖笋和红烧鲴鱼。秦阿姨一看浓油赤酱就烦心。她从冰箱里找出半个老南瓜，洗净切片，将葱花在热油锅里爆香后，放入南瓜片，加盐、味精，不放糖，加盖收汁，盛在碗里既是菜又是饭，自管自吃了。

第二天一早，梅陇社区卫生服务中心的医务团队下社区义诊。秦阿姨去排队测了血糖，一看数据12.6毫摩/升，顿时目瞪口呆。

"糖尿病病人不能吃南瓜吗？还有无糖点心？无糖食品会影响血糖吗？"秦阿姨问负责测血糖的张医生。

张医生说："无糖食品是个很大的'坑'，很多商家、媒体对这个概念阐述得并不清楚。所谓无糖食品，就是在食品里没有添加葡萄糖、蔗糖。其实问题不在食品里添加点什么，问题在于无糖食品本身的原料是淀粉，淀粉本身到体内就会转化为糖，所以无糖食品不等于不升糖。"

秦阿姨忍不住插嘴问："糖尿病病人到底能不能吃南瓜？听说南瓜，还有玉米、猕猴桃、火龙果，是建议吃的。可我吃了怎么会血糖这么高啊？"

"过去，玉米属于杂粮，糖尿病病人能吃。但是现在品种不一样了，经过改良后的玉米升糖指数高，升糖较快，吃玉米餐后血糖能飙到十几、二十。南瓜也是因为品种改良，目前升糖指数远高于之前的南瓜。猕猴桃、火龙果，以前的书上对糖尿病病人都是优先推荐，现在也因为品种改良，黄心、红心猕猴桃特别甜，升糖迅速。"张医生说，"当然也不是绝对不能吃，关键还是吃多吃少的问题，以及什么时间段吃。中餐以后、晚餐之前，可以吃一点水果，这是一天之内血糖比较容易控制的阶段。早餐后血糖容易飙升，还是不吃为好。"

"那我长期用胰岛素，有副作用吗？"

"胰岛素也有副作用，比如引起体重增加，导致低血糖，另外注射操作也比较麻烦。"张医生当即请擅长糖尿病健康教育的护士给她讲解了注意事项和注射方法。

说着说着，秦阿姨又提到她的父亲。父亲已经走了多年，可是她很想父亲，经常梦见父亲。父亲对她最好了，平时不用她开口，需要什么都给她准备好。她经常从噩梦中醒来，然后再也睡不着，就这样想着父亲，一直枯坐到天明。

张医生说："生老病死是自然规律，父亲已经走了。假如我是你，发生低血糖时，谁能最快地帮助我？"

秦阿姨沉默了一阵子，看着张医生，叹了口气："身边只有老伴，可是，他从不主动帮我。以前我父亲……"

张医生站起身，向远处桌面上的血压计、血糖仪伸出手去。因为够不着，他对秦阿姨说："请帮我拿一下。"秦阿姨不知道张医生要拿血压计还是血糖仪，眼睛看着张医生，神情茫然。

"你不知道我要取哪个？"张医生说。

"你不说要哪个，我怎么猜得出来？"

"是的，如果你不说清楚自己需要什么，别人怎么为你提供帮助呢？"张医生温和地说，"你没说过你需要什么，所以你老伴不知道该怎么帮你。"

秦阿姨低下头，沉默良久，长叹了一口气，点了点头，轻声说："我明白你的意思了。谢谢你张医生，你不光给我治病，还解开了我的心结。"

一夜风雨，秋意渐浓。晨风拂面，行人都戴着口罩。上班途中，张医生经过菜场，见一对老夫妻正在蔬菜摊上挑选苦瓜。

男的说："苦瓜味苦、性寒，归心、脾及肺经。《本草纲目》上说除邪热、解劳乏、清心明目，除烦止渴，清热解毒。听说苦瓜提取物含类似胰岛素样物质，有降血糖作用，苦瓜甙能调节血压、血脂、胆固醇等，保护心脑血管。"

女的说："太好了！咱们再买点丝瓜。丝瓜营养丰富，香嫩爽口。可以凉拌、热炒、煲汤，还可以榨汁吃。"

走近了听，口音很熟悉，张医生还没有认出对方，倒是老人直起腰向她招手："张医生，还记得我吗？我是秦岚，现在血糖控制得可好了。我每天都和阿根出来散步、买菜，今天这么巧，遇到你。"

医生的话

　　有几项重要的与糖尿病相关的检查，在社区卫生服务中心都可以进行检测。

　　糖化血红蛋白（HbA1c）是葡萄糖与血红蛋白反应结合的产物，反应不可逆。HbA1c水平稳定，可反映取血前3个月的平均血糖水平，是判断血糖控制状态最有价值的指标。

　　糖化血清蛋白是血糖与血清白蛋白非酶促反应结合的产物，反映取血前1～3周的平均血糖水平。

　　血清胰岛素和C肽水平反映胰岛β细胞的储备功能。

　　同时，糖尿病病人还要定期检测血脂。（张瑞凤　魏新萍　曹环）

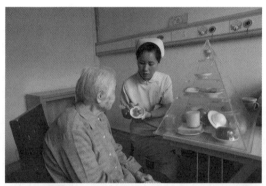

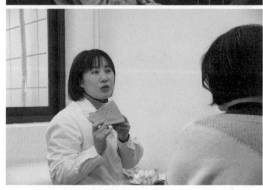

糖尿病饮食指导

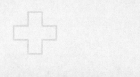
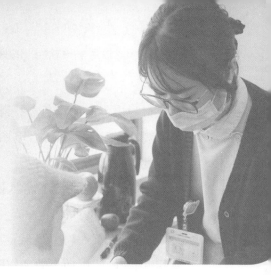

"家医"似家人，邻里一家亲

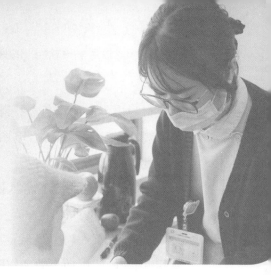

三十六、"女儿"护师，爱满人间
——阿尔茨海默病护理案

周末清晨六点，晓色初开，景彩路上车行寥落，行人稀少。

一位老人敲开梅陇社区罗阳门诊部的门卫室，说要进去找女儿："她人在里面，你们让我进去。"值班保安问了姓名，可医院里根本就没有这个人，便问老人是不是走错地方了。不料老人哭天抢地，不依不饶，固执地朝里走。

"没错，她就在这里，我来过几次了。"老人一边抹泪一边喃喃自语，声称这是女儿上班的地方，因为嫌老人烦，不肯出来见她。

见老人情绪激动，保安好言安抚老人，把她请到门卫室休息，让她冷静地想想，同时汇报医院总值班。

很快，护士长芳茗赶到现场，认出老人是主管护师小单管辖小区里的一位精神障碍病人。老人姓许，72 岁，近年来出现记忆模糊，思维混乱，

133

举止行为也不正常。老人看到护士长，情绪就安定下来了，原来这天是小单常规入户对老人进行心电图检查的日子。老人盼着小单上门，晚上睡不好觉，竟把护士当作女儿，一大早就直接到医院来寻人了。

"认识我吗?"芳茗替老人擦干眼泪，梳齐两鬓散乱的头发，"您咳嗽发烧时我给您打过针。"

"不认识!"许阿婆显然记性不好，迷惘地摇着头。她对芳茗有亲近感，是因为她认识护士的工作服。

这时，许阿婆的女儿贞贞发现老人走失，心急慌忙寻了几处地方，在邻居的指点下也赶到了社区医院。

许阿婆的记忆混乱现象已经有不少时间了，仿佛脑海里出现了一块橡皮擦，把她近期记忆中的人和事一一擦去。开始是刚发生的事记不住，一两天内与什么人在一起，在什么地方，做过点什么事情，都想不起来了。手边刚刚用着的东西，一转身记不得放什么地方了，找半天都不见踪影。平时动作也拖拖沓沓，做事情不如之前利索。说话更是絮叨，说来说去就是那么几句话，说些什么别人听不明白。别人说的话也理解不了，彼此不好交流，双方都着急。以前脾气挺好，和气礼貌的老人，渐渐变得性子暴躁，出言粗鲁，甚至多疑焦虑，不是猜疑抽屉里的戒指不见了，就是疑心工资卡里的钱少了。

一次贞贞带老人来社区医院打针，芳茗看出老人的异常情况，就把老人请到"认知障碍门诊"，给她做了简易智能精神状态检查量表。一道 $100-7$、连续减 7 次的题目，老人怎么算也减不下去，测试的结果是 19 分（满分 30 分），初步诊断为神经退行性疾病。

芳茗对贞贞说:"老年性神经退行性疾病，与年龄相关，年龄越大，得病的概率越高，60 岁以上患病率为 4%～5%，每过 5 年左右有可能会上升一倍。80 岁以上患病率为 12%。"

"可以确诊是阿尔茨海默病吗?"贞贞问。

"以前光凭临床症状判断，只能说可能是，因为做脑组织活检不现实。"专科医生说，"现在可以作腰椎穿刺取脑脊液化验，根据蛋白水平的改变作明确诊断。或是做 PET－CT，也可以显示大脑中有哪些特定蛋白的改变。"

"带阿婆去检查一下，有什么情况一定要早发现早治疗。"芳茗叮嘱说。

贞贞听从医嘱，带母亲去精神卫生中心老年精神科作了头颅 MRI（磁共振成像），发现内侧颞叶海马萎缩。

听到许阿婆走失，到医院找女儿，小单护士也匆忙赶来。许阿婆看到小单，一把握住她的手不肯放开："你不要嫌弃我老婆子呀，你不是今天要给我打针？我等了你一夜。"

"今天不打针，是做心电图，您老在家等，以后不要出来。"单护士对贞贞说，"我搀老人回家，你烧退了没有？"

原来贞贞自己生着病，第二次新冠病毒感染，浑身无力，高热不退。偏偏老人清晨离家，一顿忙乱，正感力不从心，没想到社区的医务人员这么熟悉和关心自己。

"还在发烧，浑身没力气。"贞贞犯愁地说，"明天还约了带我妈去精神卫生中心复诊，不知道能不能改期。"

"不改期吧。明天我休息，老人复诊的事就交给我了，我陪她去，你放心！"

偏偏天有不测风云，把许阿婆护送回家，再给老人做了心电图之后，小单感觉自己身体也有点不对劲。先是一阵阵腰酸，少腹部有点胀痛，她以为是"老朋友"要来了，可是算算又不到时间。回到医院后，竟时不时上卫生间，小便时有点急、有点涩痛。取了尿样送化验室镜检，尿常规显示白细胞（＋＋＋）。"急性膀胱炎，这病不能劳累，你去开个病假回家休息吧。"化验师对小单说。

小单拿着化验报告，找医生开了点左氧氟沙星，医生也嘱咐她："回去休息，膀胱炎急性期不积极治疗，变成慢性病就麻烦了，会经常反复发的。"

"没事，"小单手里一厚叠管辖小区的单子等着下去处理，根本不可能放下工作回家睡觉，"我这病一吃药就好。"

说膀胱炎一吃药就好，虽然不是夸张，但当晚还是起夜了好几趟，搅得老公也睡不安妥，对她说："明天你还是别去精神病院了，老太太的病又不是急性发作，等你病好了再去不行吗？"

"不行，答应人家的事情，就一定得办到。"小单上完厕所，回到床上，背对着老公，掖紧被窝，努力让自己睡着。

第二天，小单怕许阿婆着急，起了个早，赶到她家，和贞贞一起伺候老人吃了早餐，然后让发热的贞贞在家休息，自己搀扶着老人去了市精神卫生中心。老年精神科的专家先是给许阿婆梳理了最早起病时间、生活习惯、性格脾气的改变、受哪些诱发因素的影响、有没有基础慢性病史，然后给许阿婆作了包括日常生活能力、精神行为障碍、认知功能（判断力、计算力、记忆力）在内的临床症状快速测评。

专家说："以前定义神经退行疾病是不可逆转的。近年流行病学研究认为，经过良好干预，患病的风险降低30％～40％，意味着不是不治之症了。以前认为到了精神障碍再治疗，没有明显效果。现在治疗关口前移，在没有出现很严重症状时早期诊断，并针对临床特异性治疗，有一定效果。病人只要有良好护理和积极治疗，10年生存率比过去提高一倍。"

从精神卫生中心看病回家，小单把记录下的专家建议一一告诉贞贞。

"老人需要有家人陪伴，平时要多鼓励，多关爱，保持耐心。生活上的细节——日期、星期、季节更衣要反复告知。熟悉的家庭生活环境，不要随意改变，改变后新的信息老人记不住。日常生活从简从易。用药顿数越少越好，能吃一顿药的，不吃两顿，否则病人记不住。衣服宽松舒适，不追求形象。饮食餐具，防止伤害，培养使用勺子的习惯。慢性基础疾病，只要大致适度控制，不求精准范围。阿尔茨海默病病人，对红色敏感，厕所马桶可以用红色标注，方便老人大小便自行如厕。病人视力、辨别力、反应速度下降，家里玻璃要贴上警示标识，以防万一……"

贞贞听着小单护士这么详细的转述，感动地说："我上午去你们医院打针，护士们都在说，今天不光是你休息，你还得了急性膀胱炎。膀胱炎是需要静养的……"

"这没事，我的情况我知道。"小单不以为然地打断贞贞的话，"轻度或疾病风险期干预是治疗阿尔茨海默病最有效的方式。9 月 21 日是世界阿尔茨海默病日，我们医院试点认知障碍医疗资源下沉社区，创建认知功能障碍医疗护理示范区、老人认知运动示范点，把一批认知障碍治疗设备下沉放到居委，方便老人们的使用。以后，你妈妈在社区就能得到专家级的诊断治疗。"

"真的呀？那太好了！"贞贞欣喜地说。

小单当场作起了示范："左右手功能不一样，做不一样的动作训练，体现大脑灵活交叉运用功能，可以协调训练大脑功能。"

"全方位治疗，除了药物、运动康复，音乐也是有效的辅助方式。"小单护士继续说，"音乐疗法包含音乐欣赏、唱歌、简单使用一些乐器，节奏明快、歌词好记，增加脑部训练，能更好地恢复功能。阿尔茨海默病病人在其他交流技能和回忆都丧失后，仍会记得歌词，乐于歌唱。唱歌锻炼了脑、肺活量，病人会很高兴，似乎又回到了童年。"

春去秋来，光阴荏苒，一年过去了，一年后更长的时间也过去了，许阿婆真把小单认作女儿，有事没事会到医院找她。经过小单和贞贞的耐心陪护，加上饮食治疗、记忆力训练、手指操、触摸训练、音乐疗法等非药物干预，阿婆的身体与智力逐渐恢复。

贞贞逢人便说："我妈不幸得了阿尔茨海默病，不过她是不幸人中最幸福的。"

医生的话

  阿尔茨海默病表现为情景型的近事遗忘，最近发生的事情，事后回忆不起来。早期的事情还是记得很清楚。行动迟缓，做事不如以前利索。语言贫乏，说来说去就那么几个词。别人说的话他不理解，他表达的话别人听不懂。随着病情发展，认知功能下降，判断力、计算力、记忆力下降，去洗手间，回来找不到自己的床。甚至出现精神和行为症状，如幻觉、妄想、错觉等。

  如果在没有出现很明显症状时早发现、早诊断，病人可以获得良好康复。阿尔茨海默病病人如果缺乏专业规范的护理和治疗，只能生存5～6年。而有良好的护理和治疗，可以生存10～13年。（龚剑　刘华　汤春红）

三十七、游戏音乐，守护记忆
——阿尔茨海默病康复案

天色阴晦，斜风阵阵，风不是很大，却带着凛冽。路上的行人都穿得很严实，刘阿婆也戴着帽子捂着口罩，只露出一双眼睛，推着拉杆购物车，小步趔趄着穿过马路，走进梅陇社区卫生服务中心的全科门诊楼。

预检护士见老人帽檐下的花白头发被风吹得稀乱，混浊的泪珠在眼里乱转，下巴颏微微发抖，不由心疼地说："刘阿婆，这么冷的天你不要自己出门，我们家庭医生会定期给你送药上门，不好吗？"

"不好，我要出来走走。"老人露出固执神情，手指抖抖索索地震颤着，好半天才从贴身的口袋里掏出医保卡、小钱包。

"你就坐在这里，我替你去配药。"护士小兰接过老人的医保卡，从小钱包里取出一张钞票，再给老人放了杯热水，让老人捂着热水杯等候。

刘阿婆年届八旬，得的是早期阿尔茨海默病。上海已经进入老龄化社会，目前 65 岁及以上老年 402.37 万人，14%～18% 的老年人处于患认知障碍的风险期。2022 年 9 月 21 日阿尔茨海默病日，医疗资源下沉社区，精神卫生中心医生在居委开展了认知障碍风险筛查。刘阿婆因长期失眠、焦虑、狂躁等双相情感障碍，被确认为轻度病人。

这病初起时，刘阿婆只是注意力不集中，记忆力减退，特别是近期发生在身边的事容易遗忘，对既往的旧事却记得很清楚，还喜欢给周围人反复诉说，絮絮叨叨，有点像祥林嫂。病情发展到后来，渐渐出现错觉、幻觉，独自出来购物、配药时常常走错地方。家属焦急，通过友人从澳大利亚寄来药，吃了却不见效。

　　小兰配了药回来，刘阿婆却不知去向。小兰一边联系老人的签约医生，给家属打电话，一边急忙在医院内外四处寻找。

　　刘阿婆的女儿戴阿姨接到电话，立即赶到现场，她正好在针灸科治疗胃肠功能紊乱。戴阿姨胃口不好，经常腹泻，肢体怕冷，关节酸痛，中医科的牛医生针药并举，调摄有序，经过三个月的临床治疗，困扰多年的病痛终于缓解。也正是由牛医生牵线联络，让认知功能障碍医疗护理示范区的家庭医生，为原来卧床的刘阿婆进行上门诊疗。先是梳理临床症状，包括最早起病时间、生活习性、性格脾气的改变，基础慢性病史，以及哪些诱发因素的影响和具体用药。明确诊断后，经中医辨证，给予补益肝肾、滋补肾精的中草药和针刺头皮穴，结合艾灸肾俞穴、关元穴的艾灸治疗。与此同时，还在团队带领下进行非药物疗法，通过图片、游戏、音乐等康复理疗，对刘阿婆进行脑功能刺激，提高记忆力，促进行为、语言等认知能力的综合改善。

　　医生无意中发觉刘阿婆对音乐特别有兴趣，而且不是一般老年人熟知的民歌、小曲，刘阿婆喜欢的是轻曼抒情的古典乐曲。一次她在门诊听到一个病人手机发出的音乐铃声，脱口而出："舒伯特的《鳟鱼》！"奇怪，患上阿尔茨海默病的老太太还能知道《鳟鱼》？团队的护士小王随机选了个乐曲给她听，她也马上回答："这是《圣母颂》。"再接着试放，舒曼的《梦幻曲》、门德尔松的《春之歌》、陈钢的《阳光照耀着塔什库尔干》……老太太几乎都能对答如流。于是医疗团队在刘阿婆来院作康复时，就用电脑给她放音乐，无论是优雅精致、悦耳动听的轻音乐，还是雄壮有力、激情回荡的进行曲，刘阿婆都听得津津有味。有时还能跟着节拍，把乐曲的旋律哼下来。音乐一点点唤醒她内心深处的丰富记忆，她的病情一点点缓解，情绪一点点稳定，能正常自理日常琐事，能与周围人进行除了音乐之外的正常交流。

"音乐疗法，包含音乐欣赏、唱歌、使用乐器，能强化脑部训练。"一次家访，医生对刘阿婆女儿戴阿姨说，"感觉老人对音乐很有兴趣，反应也很敏感。"

"我妈退休前是上海音乐学院钢琴教授，"戴阿姨的回答让在场所有人大吃一惊，"当年跟声乐教育大师周小燕教授是同事。"

刘阿婆经过药物和康复治疗八个月，病情得到缓解，不仅失眠、焦虑、狂躁双相情感障碍的症状缓解，还能自己去超市购物，去医院配药。戴女士感动地说："家门口的医生真是我们家的救命恩人，我现在不仅不用每天 24 小时守护老人了。即使我不在家，妈妈独自出去也不会找不到路了。"

可今天老人自己来配药，怎么突然间就消失了呢？大家着急地四处寻找，半小时后，刘阿婆在小区点心摊卖大饼的老山东护送下回到医院。原来老人怕医护人员没吃早点，想去买大饼油条给小兰当早点。

2024 年梅陇社区市民文化节上，街道文化站组织群众文艺演出，82 岁的刘阿婆被护士搀扶上台，唱了一曲英文歌《Betrayal》。虽然老人嗓音有点沙哑，可脸上洋溢着压抑不住的笑容。一曲终了，赢得台下观众一片热烈掌声。

 医生的话

阿尔茨海默病目前尚不能完全治愈，需要终身治疗。西药治疗，包括选择改善认知功能的药物，如胆碱酯酶抑制剂；改善精神症状的药物，如抗精神病药、抗抑郁药等；叶酸以及富含叶酸的食物，包括全麦面包、橘子、绿菜花、菠菜和香蕉等。

阿尔茨海默病属于中医学中"痴呆"的范畴。呆者，痴也，不慧也，不明事理之谓也，病位在脑。本病的发生，不外乎虚、痰、瘀，并且三者互为影响。根据不同的辨证，用相对应的方药加减治疗。针灸治疗：体针取心俞、内关、神门、太溪、复溜；耳针取神门、皮质下、枕、心、肾、脾、肝；穴位注射取肾俞、足三里，注射当归注射液1毫升。

　　本病的病程多较长，病人积极接受治疗，部分精神症状可有改善，但不易根治。治不及时和治不得法的重症病人，则预后较差。

（李如意　金青见　牛彦彦　张靖怡）

三十八、异地医保，真情暖心
——耳前囊肿手术案

　　卢园浜河道蜿蜒，碧波荡漾，夏天来了，一树榴花的嫣红，辉映周边枇杷的橙黄。老陈带着孙子小欢欢到河岸散步，亲水平台江风拂面，河堤两端，本地居民熙熙攘攘。太阳升起，气温渐高，欢欢在太阳底下追着飞机欢跑，脸上身上满是汗珠。

　　老陈的儿子媳妇都是"新上海人"，在市区单位上班，每天早出晚归。小欢欢出生后夫妻俩照顾不过来，只好求助老家的老人，请他们来上海带孙子。老家皖南在黄山余脉，傍溪而居，山青水绿。老两口在自家园子里种了樱桃、枇杷、桃子、杏子、蜜瓜，还有各色小番茄，优哉游哉。接到儿子的求助电话，虽然心里舍不得家里的茅舍蔬果，老伴却支持老陈去上海。一则照看孙子，再则正好去检查一下耳部的囊肿。

　　提到囊肿，说来话长。老陈年轻时，耳朵前皮肤出现一个小点，初起毫不显眼，不痛不痒，没有什么感觉，也就没放在心上。日子长了，小点稍稍长大，开始有点瘙痒。不知是经常搔扒，还是心里关注，那里局部凸起，皮肤有点发黑。他就近到乡卫生院看了，外科医生给他做了手术切除。他以为没事了，可是过了些日子，原先的手术处又长出一个小块，估计是术后复发，表面凹凸，形成一个小疙瘩。疙瘩长在耳前，有点影响容颜。左邻右舍见了，有的说一个小囊肿，不碍事的；也有的说术后复发，说不定不是好现象，得去省城或是上海大医院检查。家里大小事情鸡毛蒜皮，操心事多，抽不出时间，另一方面也怕真检查出什么要紧毛病，多一桩心事，老陈这事就得过且过，一直拖着。

临行时，老伴反复叮咛要去看医生，来沪后儿子媳妇也说要陪他去做个检查。老陈虽然年届古稀，可是身板硬朗，手脚轻健，还会上网，会玩智能手机。他不想影响孩子工作，自己用手机导航去了上海一家著名的三级医院，打算挂专家门诊，一方面看看肿块，一方面也全面检查一下身体。

老陈没想到上海的三级医院门诊会这么热闹。一清早医院没开门，马路上就排出一百多米的长队，七点钟大门拉开，黑压压的人群蜂拥而入，把挂号室挤得水泄不通。他心情忐忑地站在挂号队伍里，发觉队伍行进得很慢。这时，有一个知识分子模样的人过来打招呼，问他看什么病。老陈以为是大医院的"人性化"便民服务，就让对方看了耳前的囊肿。对方紧张地说："这看着不是好东西，不能看普通门诊。你幸亏碰到我，我带你到我们医院专家门诊部，请专家给你会诊治疗。"老陈原先就担心囊肿病变，听了这话，没有犹豫就跟着他出了挂号大厅。

老陈被带着在医院里绕了几个圈子，最后从边门走出医院，来到一个像模像样的"专家诊室"。室内摆放着沙发，四壁挂满"妙手回春"的锦旗，坐在诊察桌前的专家白发童颜，器宇轩昂。专家先对老陈望闻问切、诊舌察脉，详尽问了病情根源，然后检查了耳前的囊肿，很严肃地说："你要是晚来十天半月，恐怕就麻烦了。"老陈忙问专家能不能开刀，专家说："在我这里治疗不用开刀，吃中药、打金针，包治包好。你从外地来上海，没有医保，挂号费、诊疗费、中药费一律八折优惠。"

优惠价怎么收费呢？初诊挂号费五百，复诊费三百，诊疗费加七天中药费一千……专家说："你第一次来，交个朋友，初诊挂号费就免了。我给你扎针、艾灸，也一概免费。你就付七天的中药费一千元，说好打八折，实收你八百元吧。"

听到"八百元"，老陈觉得有点耳熟。忽然想起前几天在手机上看到的一条信息：有个人感冒咳嗽，有点痰，叫孩子拿了医保卡到药店买点药。药店也不告知药费和金额，一下子就在卡里刷掉"八百多元"，给了14盒药。孩子拿到消费单后傻了眼，他还算机灵，当即给家人打了电话，家长赶到药店与工作人员理论："你好意思吗？一个感冒，给配这么多药，我到医院去都没有这么多药。"这事最终惊动了市场监管部门，并在公司总部协调沟通下退掉了药。

老陈估计面前的专家也有蹊跷，便不敢享受"优惠"，只推说要跟家人商量一下，赶紧起身离开这"包治包好"的是非之地。

没有被"医托""专家"忽悠上当的老陈在邻里的劝告、建议下，去了就近的梅陇社区卫生服务中心。接诊医生话语不多，却亲切随和。

"我耳前的囊肿在年轻时做过手术，发觉近些年有点增大。"老陈面对社区医生说了自己对病情的忧虑，也实话实说自己既不愿意麻烦儿子媳妇，也怕治疗花费昂贵。网传治普通感冒咳嗽都成百上千，做个手术，住院、麻醉兴师动众，谁知道得花多少钱？他直截了当地说："我是外地退休工人，没有上海医保，太贵的话，我就不治了，治不起。"

"我们医院有闵中心血管外科陈前专家定期坐诊，我给您约个预约号，到时候请陈主任替你检查治疗。手术后做个病理切片，排除一下不良病变。"医生和颜悦色地对老人说，"这样的小手术门诊就能做，不用住院。现在开通异地医保申请，您可以享受异地医保支付，自付部分花不了多少钱。"

听了门诊医生的话，老陈长期压在心里的一块石头终于落地了，回家告诉儿子媳妇，家人也都很欣慰。晚餐时，小孙子欢欢特地给爷爷多添了一碗饭，叮嘱爷爷："把身体养好了，才好去开刀。"

手术当天，闵中心血管外科的陈主任耐心地给老陈讲解了病情和即将进行的手术过程，消解他术前的紧张心理。进入手术室，宽敞的手术空间和排列整齐的手术器械也让老人宽心不少。手术在耳部前侧展开，病灶所在血管丰富，视野局限，陈主任一边小心翼翼地剥离囊肿，一边和颜悦色地问老陈有没有不适，让老陈心里觉得温暖而安定。

手术进行得很顺利，除了手术后麻醉作用消退，创口有点微痛不适外，老陈自我感觉良好。手术后门诊换药，清洁创口，定期随访。

清晨，晓色初开，红霞升起。太阳从橙紫色的云层中斜射出来，金辉在卢园浜水面上闪耀着欢畅的光斑。带着小欢欢在河边散步的老陈突然在晨练的人群中又看到一个熟悉的身影——戴着口罩的家庭医生。她下社区家访，顺便给他捎来手术后的病理报告："良性病变，放心吧。"老陈紧紧握着医生的手，不由自主地露出舒心的微笑……

 医生的话

表皮囊肿好发于青少年，老年少见，直径在0.5～5厘米。通常正常皮色，圆形，有弹性，质略硬，囊壁为正常皮肤，囊腔内充满胶质。可单发或多发，常发生于头面部、颈及躯干。发病原因不详，一般认为与遗传、感染等因素相关。一般无临床症状，囊肿较小时定期随访，无需治疗；增大时可出现压迫症状，应相应处置。（杨振　顾凤龙　黄泽旭）

三十九、健康饮食，控制血糖
——糖尿病健康调控案

秋天的早晨，天上下着细得感觉不出的小雨，窗外一片湿漉漉的，一地金灿灿落叶。老宋关窗，拉上帷帘，坐到沙发上，用遥控器打开电视。

老伴王洁给房间除完尘，走过来问："什么节目？"

"老电影《红楼梦》。"老宋回答。

"换个频道。你高血压、高脂血症，医生说不能心情悲伤，你看悲剧经常会掉泪。"

老宋拿起遥控器，选了好几个频道："今天有郭德纲相声，你一起来看。"

"我不看，你也别看。不是悲剧就是喜剧！跟你说过，高血压、心脏病，不能悲呀喜呀，一会儿伤心、一会儿开心，都不好的。"

"那我看体育节目，今天有足球比赛，总可以了吧。"

"足球比赛？球迷比场上踢球的还紧张，你这个年纪情绪不能紧张。"

"那看围棋，我年轻时喜欢围棋。"

"下围棋，等上半天才动一个棋子。你是急性子，医生说，你不能焦虑……"

"……"

老宋关上了电视："这也不能看，那也不能看，咱家买电视就为了看天气预报？"

"你不是也天天跟我唠叨？说我糖尿病，这也不能吃，那也不能吃——吃荤的会升高血糖，吃素的没有营养，吃水果有糖，吃面食有淀粉，还不让我喝水……得了糖尿病不能喝水，有这道理吗？"

老宋站起身："我陪你出去散步，户外运动。"

"外面不下着雨吗？"

"我知道你没事找事，就是要我陪你出去。饮食控制加上适当运动，你最近血糖一直控制得很好，走吧走吧。"

王洁希望老宋一起出去，还因为今天梅陇社区服务中心医疗团队下社区义诊，免费量血压测血糖，她想去复查一下，顺便咨询点高血压、糖尿病的保健知识。

秋风萧瑟，金红色、金黄色的树叶落在绿油油的草地上，在细雨的滋润下分外晶莹。可是这么绚丽的秋色，竟没有让老两口心情舒畅起来，因为王洁在义诊点一测血糖，哇——9.0毫摩/升！

"我今天没吃过早点，空腹血糖怎么会这么高呀？"

义诊团队护士长芳茗说："我们梅陇社区卫生服务中心每周三上午有糖尿病健康教育门诊，欢迎两位过来咨询。"

老宋陪着王洁当天去梅陇卫生服务中心配了口服降糖药，配药时顺便问医生，服药多久血糖可以降下来。医生说大概一周，可是王洁服了两周的药，再测血糖，仍然没有好转。于是等到一个周三上午，梅陇社区卫生服务中心糖尿病健康教育门诊开放时间，前来找专家咨询。

门诊8点准时开始，一早就来候诊的老年人们先听闵中心下沉社区的专家郑主任讲课："糖尿病是一种胰岛素分泌缺陷或生物作用受损，以高血糖为特征的代谢性疾病。长期存在的高血糖，导致各种组织，特别是眼、肾、心脏、血管、神经的慢性损害、功能障碍。糖尿病临床表现多饮、多尿、多食和消瘦，疲乏无力。2型糖尿病发病前常有肥胖，若不及时诊断治疗，体重会逐渐下降。"

坐在前排的一位中年人提问："血糖高就是糖尿病？"

郑主任回答："血糖是诊断糖尿病的唯一标准。有明显'三多一少'症状者，只要测得一次异常血糖值即可诊断。无症状者诊断糖尿病需要两次异常血糖值。可疑者需做 75 克葡萄糖耐量试验。"

有位中年大姐问："我得了糖尿病，医生一直让我吃二甲双胍，可以吗？"

"二甲双胍是治疗糖尿病的经典药物，有一定减重作用，副作用不大。二甲双胍是通过肾脏代谢的，如果本身肾功能有问题，肾小球滤过率下降，用药后药物代谢会有一定问题，需要慎用或是不用。如果本身肾小球滤过率正常，用本药无妨。"

郑主任的解释简洁明了，王阿姨也忍不住问："血糖高的人怎么喝水？能喝多少？我看电视里'健康大讲堂'栏目说睡前喝杯水，夜间起来上厕所也可以少量喝点水。我照着电视上说的做，感觉嘴巴不干燥。"

郑主任笑着回答："我们对糖尿病病人的饮水一般没有限制，每天可以喝 2 000 毫升左右。如果血糖控制得不好，出现口干口渴症状，饮水量也会随之增加。"

王阿姨扭头对老宋说："你听听，医生都说可以喝水，你却不让我喝，我连喝水的自由都没有呀！"

老宋不以为是，固执地说："我觉得不用喝那么多水，我每天就不怎么喝水，睡前也不喝水。我就觉得很好，口腔很湿润，一点都不干燥。"

护士长芳茗听到二老各执己见，笑着插嘴说："糖尿病'三多一少'——多饮、多食、多尿、体重减轻。有病跟没病的人，需求是不一样的，人体的代谢平衡需要水分，每天喝一定量的水可以促进新陈代谢。"

老宋不好意思地笑了笑："听了专家的讲课，心里有底了。"

秋去冬来，气温骤降，街上刮着强劲的风，路面被刮得干干净净，行人都穿得很严实。老宋和王阿姨捂着帽子、戴着口罩，只露出一双眼睛，在小区绿地边慢跑。天上的云聚起，像一片片氤氲渲染的水墨画，小雪纷纷扬扬而下。老夫妻俩看到下社区家访的护士长芳茗迎面走来，马上停下脚步，上前招呼。

"最近血糖控制得还好吗？"芳茗认出老宋和王阿姨，"下雪了还出来晨练？"

老宋乐呵呵地说："上次培训，听专家说，糖尿病病人完全可能通过早期及时干预，纠正不良饮食习惯、生活方式，将体重减到一定幅度，胰岛素抵抗就能明显改善，血糖就能恢复正常，摘除病患帽子。"

王洁补充说："我现在自测空腹血糖，一直不超过 6.5。因为坚持运动，体重指数 BMI 达到 23。电视上专家说正常体重指数 BMI 维持在 18.5 到 23.9 左右，我很不错吧！"

"老年人适当运动，保持良好生活习惯，血糖稳定，对骨骼、肌肉也有好处。"护士长眼睛清澈明亮，笑语盈盈："但要量力而行，循序渐进，不能过度运动，使关节磨损。"

"谢谢家门口的医生，为社区居民健康保健提供了不少方便！"老两口异口同声地说。

 医生的话

　　高血糖是大家通常所说"三高"之一。血糖正常值是空腹 6.1 毫摩/升以下，餐后两小时 7.8 毫摩/升以下，高于这一范围，称为高血糖。高血糖的典型临床表现为"三多一少"，即多饮、多尿、多食和体重下降。长期高血糖会使全身各个组织器官发生病变，导致各种急慢性并发症，如胰腺功能衰竭、抵抗力下降、神经病变、糖尿病肾病、糖尿病足坏死、心脑血管疾病等。需要正确面对，积极防治。

　　（张瑞凤　曹环）

四十、家庭病床，送医入户
——脑梗死居家治疗案

"人老珠黄，不中用了！"吕长巾今年 78 岁，大清早一睁开眼睛就自怨自艾。她形体衰颓，鬓发稀疏，满脸皱纹，头晕耳鸣、腰膝酸软，夜间失眠，记忆衰退，行动迟缓，烦躁焦虑。开门七件事，柴米油盐酱醋茶，她还得加上一件"药"。三天两头跑医院，门诊导诊台护士问她挂什么号。她说，随便，挂哪一科都可以，哪一科我都有病。

当年的吕长巾可不是这般模样。虽然生在旧社会，但长在红旗下，年轻时她响应国家号召，"时代不同了，男女都一样"，是单位里有名的"铁姑娘"。女子高空带电作业班、女子海洋采殖班、女飞行员，是她心目中的榜样。她在厂里当过民兵排长，留短发、大嗓门、黑皮肤，宽肩粗腰，走路风风火火，"一不怕苦、二不怕死"，专挑重活累活干，是出了名的先进工作者。

"退休前，我什么病都没有，现在怎么浑身上下都是病？"现今的吕长巾坐在全科医生面前，一脸憔悴，身心疲乏，无奈地说，"每天吃的药比吃的饭都多。"

"上年纪的人有个共病的问题，多种疾病集中在自己一个人身上，多处用药，重复用药，一是滥用医疗资源，二是对疾病诊治不一定对症有效。"梅陇卫生服务中心全科宋医生对吕长巾说，"老年人，要对健康状况和所患疾病做总体评估，取得一个比较好的个性化治疗方案。"

"经常头晕、耳鸣、记忆力衰退，是不是跟我的心脑血管病有关？"

"这不一定呀，头晕、耳鸣、健忘是非特异性症状，不一定就是因为心脑血管疾病引起的。"宋医生说，"比方说贫血，跟心脑血管是没有任何联系，也会出现头晕耳鸣、记忆力下降的症状。平时情绪焦虑、失眠也有这样的情况。"

"那我该吃什么药好呀？身上这么多病，我一个孤寡老人找医生看病都没有方向。"

"没关系，我给你办理一个家庭病床，以后定期上门给你测量血压、血糖，也可以代配药送药上门，包括疾病筛查、治疗、康复、咨询、健康教育护理，'一条龙'服务。"

"家庭病床收费贵吗？"

"不贵，一方面你可以在自己熟悉的环境中得到规范的医疗和护理，再一方面也减轻经济和人力负担。一旦病情有变化，也能及时转诊，家庭病床医生24小时手机待机，只要病人需要，医生随叫随到。"宋医生耐心安抚老人，"近年来，我们梅陇社区卫生服务中心依托家庭病床开展医药协同、医护协同的居家服务，全方位全周期保障居民——特别是孤寡老人的身体健康。"

2023年12月，吕长巾老人签署协议，正式办理建床入院手续，成为宋医生负责的家庭病床病人。

2024年1月2日，针对吕长巾经常头晕、耳鸣、注意力不集中，记忆力衰退的症状，宋医生首次上门查房就开出了CT和颈部、下肢血管的B超检查单，看有没有斑块和局部阻塞。

七天后，宋医生把检查报告送到吕长巾家。看到报告上"腔梗"的提示，老人十分紧张："腔梗是不是就是脑梗？要紧吗？"

"脑梗，医学上叫脑梗死，"宋医生耐心地给老人解释，"腔梗是脑梗死中最轻微的一种，也称腔隙性脑梗死，缺血灶直径小于1.5厘米。少量的腔梗,如果所在部位没有重要功能,一般不会带来危害,也没有特别症状。但日后病情继续发展,腔梗病灶不断增加,会造成认知功能的损害,甚至偏瘫。所以发生腔梗,虽然不用太恐慌,但一定要重视。腔梗治疗注重病因的二级防控,应用抗凝抗血小板药物消解动脉硬化的危险因素。"

"那我需要怎么治疗呢?"吕长巾问。

"首先要控制血压、血糖、血脂,我给你先量一下血压——160/90 毫米汞柱,血压有点偏高啊。"

"我不是一直高血压,就是血压不稳定,有时有波动。"

"血压波动和持续血压高,两者都有风险,冬天血管收缩,压力增加,出汗少,交感神经兴奋也影响血压。持续高血压,血管压力持续增高,会引发脑血管的意外,两者都需要治疗用药。"

"治疗高血压,用中药好还是西药好?"吕长巾问。

宋医生说:"降压用的西药都能持久、平稳、有效地降压,中药可以辅助西药,把血压控制得更加平稳。如果血压稳定,可是你还是感觉头晕、头痛、头胀,可以通过中医辨证论治,治病求本,有效缓解症状。对于初发高血压的病人,血压不是太高的,中药治疗效果好。"

宋医生给吕长巾开了治疗脑梗死的抗血小板聚集药和降压、降脂药。特别提醒老人:"阿司匹林治疗有积蓄过程,人的血小板寿命为 7 天,阿司匹林连着吃 7 天,才能把血小板活性抑制下来,让狭窄的血管不被堵住。另外阿司匹林也有副作用,长期服用可能对胃造成刺激,引发胃溃疡、上消化道出血。"

"我不吃阿司匹林,用三七等中药可以吗? 中药相对来说副作用少一点。"

"三七是伤药,能止血、消肿、止痛;三七含人参皂苷,对于冠脉血流的增加有一定益处。临床活血化瘀的药还有很多,热性体质可以用丹参凉血活血,手脚不温、冬天肢冷可用温通的川芎。网上还有建议用洋葱泡红酒,洋葱含抗血小板的槲皮素,红酒有抗氧化单宁酸、白藜芦醇,但这需要很大的剂量，喝上十几瓶酒、吃几吨洋葱才能起到一点相关的作用。这样即便对心脏有好处，酒精对肝脏的害处也弊大于利。所以专家认为，冠心病冠脉狭窄超过70%、有脑梗死史的人，吃阿司匹林还是利大于弊。"

家庭病床建立以后，宋医生不光是定期上门，给老人量血压、测血糖，还陪着老人聊天，叮嘱老年人要每天晒太阳，清淡饮食，不吃广告推销的保健品，适当吃一点钙片。怕老人记不住，特地把日常应注意的事情写在她房间墙壁的挂历上。作为社区临床全科医生，根据老人的体质与四季节气的不同，给她开中药调理。不仅使老人头晕、耳鸣、记忆力衰退的症状得到明显改善，身体素质也不断提高。

家庭病床，医患互动，彼此信任，情同亲人的配合，让吕长巾很感动。每到家访日，她都换了干净衣服，坐在门厅里翘首以盼，等着宋医生上门。她对左邻右舍说："我高血压，到医院测血压就紧张，医生上门测更准一些。宋医生看病细心耐心，她就像我的孙女一样，我很放心地把自己的身体交给她了。"

 医生的话

高血压会引起头晕头胀头痛。属中医"眩晕"范畴，情绪波动最容易引起高血压。肝火旺、急躁、冲动，工作压力大，中医认为也是一种情志因素，肝气郁结心中，郁而化火，火性炎上，导致血压升高。所以保持情绪的平和，是中医防治高血压中最重要的一环。中医从肝论治，用清肝、平肝、凉肝方法，调理情绪，达到降压的目的。（宋志花　王正龙　诸玉华）

四十一、产后抑郁，"家医"解忧
——乳腺癌心理疏导案

陈英 2023 年 6 月分娩，顺产，新生儿体重 3 400 克。

生儿育女是喜庆的事，一家人应该开开心心。可是陈英出院三天，社区朱医生上门访视，却感觉家里气氛沉闷压抑，产妇神情忧郁，头发稀乱，说话时下巴颏微微颤抖。

朱医生坐下来，与陈英耐心沟通，从家长里短、婴儿喂养说起，再详细询问她产后的身体恢复状况。原来，陈英在妊娠期就发现了乳腺癌，为避免病情进一步发展，在产后即刻进行了乳腺癌根治术。遭此变故，全家都担心焦虑，陈英更是天天以泪洗面："我自己倒是无所谓的，生了病就得面对现实。可是宝宝刚刚出生，还这么小。如果他没了妈妈，怎么办呀？"

"千万不要这么悲观失望，目前科技发达，临床观察，早期乳腺癌病人的 5 年生存率达到 95％以上。只要配合医生规范治疗，科学保养，一定能恢复健康的。"朱医生一边对陈英目前的担忧表示理解，一边将心比心，与她一起分析所面临的问题。

"首先，乳腺癌的发生、预后，与病人的情绪密切相关。既来之，则安之，生了病还是要正确面对。"朱医生安抚说，"有人说，乳腺癌是气出来的，有点道理。中医认为，女子以肝为先天，'百病皆生于气'，心情抑郁，是乳腺发生肿瘤的诱因之一。另外乳腺癌家族史、吃太多油腻食物、过度肥胖，也都是致病因素。"

"我听说口服保健品也是致病因素？"陈英伸手整理了一下额前的刘

海，努力保持镇静。

"乳腺癌与雌激素的代谢有关，美容保养的一些保健品多含有激素成分，这对乳腺，包括对卵巢、子宫也是不利因素。"

"豆浆可以喝吗？有人建议多喝豆浆。"

"豆浆内含植物雌激素，可以双向调节人体内的雌激素水平，对乳腺癌预防与预后有一定作用。所以豆浆是可以喝的，只是不要大量长期食用。"

"我有一个好朋友，有人建议她按摩疏通腋下淋巴，说是可以预防乳腺癌，这有科学依据吗？"陈英看着朱医生，脸上还挂着泪痕。

"网上这样的说法纯属商业炒作，所谓的淋巴排毒按摩不能预防乳腺肿块，对已经发生的恶性占位更是不可取。乳房内有丰富的毛细血管、乳管，非正规按摩会起局部组织的损伤、毛细血管和乳管的堵塞，反而会引起红肿热痛的发炎症状。"

朱医生体贴的微笑显露着同龄女性的亲切安详，她继续说："乳腺癌的预防，可以选择不带钢圈的内衣，以防压迫乳房。晚上睡觉不穿戴胸罩，让乳房舒缓放松。平时适当作扩胸运动。"

朱医生站起身作示范："手臂弯曲，掌心朝下抬高胸部，双手分开舒展，手与肩同宽，舒展时吸气，回收时呼气，一组做八拍，重复三次。自己按摩穴位膻中和气海，可以疏通经络，理气开胸；按摩期门和肝经募穴，可以疏肝解郁、疏通经络。"

"那我目前生产后还需要怎么调养呢？"陈英听了朱医生劝抚，心情宽慰不少，神情也安静下来。

朱医生说："妇女在产后，由于分娩用力、出汗、产创、出血，加上你产后做过手术，致使阴血骤虚，虚阳浮散，体质'多虚多瘀'。要注意调养气血，固护脾胃，饮食规律，多食用瘦肉、奶类、谷类、深绿色蔬菜及含钙丰富的食物。不宜吃生冷、酸辣等刺激性食物，多饮开水，保持大便通畅。保持心情愉悦，不宜生气动怒，遇事注意调整心情，消除紧张、焦虑的情绪。"

产后访视让朱医生和陈英成为无话不谈的好朋友。以后，两人每天都通电话，隔三差五见个面。朱医生陪她聊天，听她倾诉。陈英体虚，想要中药调理，朱医生给她开了养血活血的四物汤，适当加入黄芪。朱医生说，中医认为"有形之血不能自生，生于无形之气故也"，用黄芪补脾肺之气以裕生血之源，且气能行血，气旺则血行，瘀滞自除，经络亦通。黄芪还能固卫气、充皮毛、固腠理。平时还可以吃点黑芝麻。黑芝麻润肠通便，产后大便艰燥，努气进力，容易迫血下行，恶露不止。吃了黑芝麻，营血旺盛，既祛瘀滞，又滋化源，使清浊分而长降宜，余症自瘥。

周末休假，朱医生还上门探访，亲自下厨给陈英做产后纾解心理的食疗方。朱医生介绍的几个食疗方，都很合陈英的口味。

百莲枸杞小排汤

主料：莲子9克，百合9克，枸杞9克，小排骨500克，米酒、盐、味精各适量。

烹制：①将小排骨洗净，斩块，放入沸水中焯烫一下，去掉血水，捞出备用。②将莲子和百合一起洗净，莲子去心，百合瓣成瓣，备用。③将所有的材料一同放入锅中炖煮至排骨完全熟烂。④起锅前加入调味料及枸杞即可。

功效：对产后抑郁或烦躁不安、失眠多梦者有很好的改善作用。

当归炖猪心

主料：党参9克，当归12克，鲜猪心1个，葱姜、盐、料酒各适量。

烹制：①将猪心剖开洗净，将猪心里的血水、血块去除洗净。②将党参、当归洗净，再一起放入猪心内，可用竹签固定。③在猪心上撒上葱、姜、料酒，再将猪心放入锅中，隔水炖熟。④去除药渣，再加盐调味即可。

功效：对心脾两虚型产后抑郁病人有一定的食疗效果。

松仁鸡蛋炒茼蒿

主料：松仁 30 克，鸡蛋 2 个，茼蒿 200 克，枸杞 9 克，葱花少许，盐、鸡精、水淀粉少许，食用油适量。

烹制：①将洗净的茼蒿切碎，将鸡蛋打入碗中，加入少许盐、鸡精，放入葱花，打散、调匀，备用。②热锅注油烧热，倒入松仁，炸出香味，捞出，沥干，待用。③锅底留油，倒入备好的蛋液，炒熟后盛出，待用。④锅中加油烧热，倒入茼蒿碎，炒至熟软，加入盐、鸡精、鸡蛋、枸杞，淋入水淀粉，快速翻炒均匀，盛出，撒上松仁即可。

功效：对肝郁气结产妇有一定食疗作用。

　　"陈英，今天吃哪种？'松仁鸡蛋炒茼蒿'好吗？我给你做。"朱医生系上围裙，手上沾着面粉，一边看食疗菜谱，一边忙前忙后。将洗净的茼蒿切碎，鸡蛋打入碗中，加入少许盐、鸡精，放入葱花，打散、调匀……

　　陈英放下怀里的宝宝，走进厨房，一把搂住朱医生："你为什么待我这样好？"

　　"说什么傻话！医生也是普通人，打工挣钱，养家糊口。开门七件事，柴米油盐酱醋茶，样样要麻烦别人。人人为我，我为人人，与人方便，自己才能方便呀。"外面下雨，朱医生鬓上还沾着雨珠，"听说你还是个有名的美发师，以后我的头发就都包给你了。你早点康复，早点去上班，给我做头发。"闻言，陈英开心地笑了起来。

　　产后 42 天常规复查，陈英各项指标恢复良好，朱医生还替她预约了产后盆底康复项目。与人方便，与己方便，敬业乐群，互助友爱，家门口的医生做好本职工作，不需要多少大道理。

 医生的话

中医认为产后宜温宜补，选方用药须照顾气血，行气勿过于耗散，化瘀勿过于攻逐，顾护胃气，消导必兼扶脾。寒证不宜过用温燥，热证不宜过用寒凉，补虚不滞邪，攻邪不伤正。用药偏重八珍汤、六君子汤、归脾汤、补中益气汤加姜、桂为适。（张祥荣　李劲松　石红）

四十二、糊涂失忆，悉心呵护
——脑梗死后启智案

从漕宝路地铁 2 号口走出来，往前几十米处是一个十字路口。红灯亮起，80 岁的季桂芝老人停在那里，静静等待。绿灯亮起，老人颤颤巍巍地挪着小步朝前走去，过往车辆停在斑马线外，礼让老人通过。过了马路往左侧走一二十米，桂林路的路牌就在眼前了，长长的沿着河道蜿蜒的桂林路，一眼望不到尽头。季桂芝感到有点吃力，走进一家点心店，站在收银台前掏出一张十元钞票："我买一碗馄饨……"

收银员收下整票，把零钱和打出的小票一起交付到老人手里。老人收了零钱、小票，就近在一个空位上坐下。

不消片刻，服务员端着馄饨过来，只见桌上放着小票，老人却不见去向。抬头看，见老人又去收银台，取出钞票，对收银员说："对不起，我买一碗馄饨，刚才忘记付钱了。"

"你付过钱了，馄饨也煮好了，快过去坐着吃吧。"

"你收一下钱，桌上的馄饨不是我的，我还没有买单。"

收银员看到老人手腕上系着一根布条，上面写着姓名、地址、电话，有点明白了。她一边让服务员搀扶着老人就座吃馄饨，一边打电话通知家属。

半小时后，女儿小桂赶到桂林路点心店，老人已经吃完馄饨，安静地坐着看店堂里的电视。女儿要带老人回家，老人一脸懵懂："等我吃了馄饨再走，我付过钱了……怎么这么长时间馄饨还不来，现在店家的服务态度越来越不像话。"

小桂赶紧向店内人道歉："这已经是第四次了，不叫她出门，她就是不听。"

季阿婆三年前患脑梗死，治疗康复后记忆力明显下降，情绪低落。曾于市内专科医院就诊，予口服双益平（石杉碱甲片）、盐酸多奈哌齐片治疗，症状未见明显缓解。近一年来近事遗忘更甚，计算能力下降，白天嗜睡，夜间失眠，情绪焦虑，时有幻觉，出门迷路。本人糊涂，家人担忧，虽然日夜看护，可一转眼疏忽，老人就不知去向。前几次迷路，一次是民警护送，一次被社区志愿者发现……这次幸亏店家长一份心眼，否则真不知还会惹出什么麻烦来。

家门口的梅陇社区卫生服务中心，根据"防治康一体化中医药治未病三级网络建设工程"项目，建成裴建名老中医工作室，由中医名家下沉社区为周围居民提供优质服务。2022年11月11日，小桂帮着母亲求助专家作中医调治。

做完问诊和检查，专家对小桂说："你妈妈是脑梗死后引发的智障，日常生活能力下降，做家务、处理日常琐事、判断力、计算力、记忆力下降。有轻度行为障碍，以前脾气和善，得病后变得暴躁；以前文明礼貌，病后语言行为粗鲁；平日喜欢与人交往，病后性格内向，性情孤僻。严重时还出现幻觉、猜疑，同一问题反复提出，让人不胜其烦。"

小桂说："我妈现在猜疑心很重，老是觉得自己东西丢失、钱包不见。没吃饭说自己吃过饭了，刚吃过饭却又说自己什么也没吃。"

专家说："这在中医属于痰瘀阻窍范畴，西医诊断为血管性痴呆、阿尔茨海默病。我给老人用中医祛痰化瘀、补益脾肾、醒神开窍治则，先进行针灸治疗。"

病人取卧位，百会、神庭齐刺，本神、四神聪斜刺进针1寸，小幅度高频捻转行针。风府、风池针尖朝向鼻尖，进针0.5～0.8寸，行泻法。悬钟、足三里、三阴交、太溪行补法，太冲、合谷、血海、丰隆行泻法。百会，四神聪艾条悬灸。本神和风池用电针，留针 20 分钟。一周 3 次治疗。另外，辅以红外线灯照射风池、风府；选取双侧合谷、丰隆、血海、太冲，进行穴位埋针治疗，起到长时间弱刺激穴位作用。

治疗后，季阿婆情绪较前稳定，行动收敛。夜间睡眠正常，白天胃口良好。小桂跟母亲说，你白天没事别老睡觉，我带你出去走走。每逢邻近古镇有集市，小桂就带着季阿婆出去逛街。自从患病后，老人心态返老还童，特别喜欢老上海的旧玩意。古镇集市上的吹糖人、捏面人、西洋镜、麦芽糖、拨浪鼓、彩纸风车，她看得津津有味，不肯挪步。小吃摊上现做现卖的梅花糕、海棠糕、猪耳朵、卤水鹌鹑蛋、酸菜炖血汤，她都想尝尝。走累了，小桂让老人到镇上茶馆喝茶，歇歇脚。茶馆里正好有艺人在说评弹，季阿婆居然也听得津津有味。那些才子佳人的悲欢离合，也不知她听懂多少，但小桂心里明白，老人喜欢热闹，一个人在家待着太孤独了。

经过社区中医门诊的对症治疗，加上女儿的贴心照料，季阿婆不仅能主动与人交流，白日嗜睡的次数减少，而且独自外出已无迷路现象。记忆力改善比较缓慢，继续维持治疗。

治疗半年后，不善言语交流的季阿婆与梅陇社区服务中心的中医团队成员交上了朋友。每当医生下居委义诊，她总是早早赶来测血压、测血糖，请医生搭脉，咨询自己的健康状况。还喜欢请康复医生按摩推拿，松解筋骨。做完这一切，她还不想走开，看着医生护士与邻居们交谈，时不时插上一句两句，不外是对社区医务人员表示感谢。

没有义诊的日子里，老人与一帮行动不便的耄耋同伴出来晒太阳，总有人带着录音机，老人们团团围坐着听绍兴戏、评弹、相声，十分融洽。

随访至 2024 年 5 月，季阿婆病情稳定，再没有发生过独自走失或其他不良事件。

医生的话

　　本案中病人系中风后出现痴呆表现，且年岁已高。脾肾不足为其本，脑神无气血濡养，加之原发病灶所致久病多瘀，故治本在于补益脾肾，益精填髓，活血化痰开窍以治标。针灸组穴中，百会属于督脉，具有醒脑开窍、安神定志之功，配合神庭、四神聪可通督调神定志。四神聪针尖向外，寓意开窍解郁，而在此处艾灸，能温养督脉阳气，醒神通督，阳聚则神清。电针本神、风池以贯通胆经，疏利胆气，化痰利气。悬钟为髓会，配合太溪、三阴交，取之能起补肾益精、充养脑髓之用。足三里、丰隆，可燥化脾湿，化痰开窍。针刺血海可促生新血，补血养血。太冲加合谷，则达"开四关"之用。诸穴合用，共奏健脾益肾、祛瘀化痰、开窍醒神之用。（鞠旭东　方芳　王敬勤）

四十三、心理干预，科学戒烟
——劝诫吸烟成功案

大理石的桌面上，摆着砚台、笔筒、镇尺，还有一只青花瓷瓶。青白斑斓，水浸墨染，可见云雾，可见山水。

赵平洁点燃一支中华烟，静心屏气欣赏着桌面上的每一件珍品，从工艺造型到器形釉色，评点成器的年代和审美价值。一个人滔滔不绝，足足说了一个多小时。

喜欢收藏的谭明还想取出几件新拍来的字画让老赵过目，但见赵平洁说话气急，时不时咳嗽，知道他有慢阻肺的疾患，不敢多耽搁，让老赵赶紧回家休息。

谭明把赵平洁送到门口，说："你有这个老毛病，不能吸烟。"

老赵说："我又何尝不知道！可是我吸烟已经30年了，年轻时都戒不了烟，如今老了，更没有决心了。"

"家门口梅陇社区卫生服务中心有戒烟门诊，你不妨去试试。社区全科医生服务态度好，技术水平也不错的。"

2023年4月15日，67岁、吸烟30年、患慢阻肺9年的赵平洁来到社区戒烟门诊。他以前每天吸烟20支以上，退休后在一家拍卖公司担任顾问，担心个人健康问题影响生活质量，吸烟量有所减少，目前每天5～10支。因为慢阻肺出现肺功能减退症状，经常咳痰咳嗽，逛街、购物、上楼梯呼吸困难。肺功能检查见肺功能明显下降，还有缺血性心脏病、骨质疏松等代谢综合征。戒烟门诊医生多方面考虑，力劝老赵戒烟。

医生说："吸烟最大的危害就是损害肺功能，长期的吸烟就会造成病人肺功能衰退，还会造成心功能损害，引起心脑血管疾病。吸烟的人，口腔癌、咽喉癌、肺癌、食道癌等恶性肿瘤的发生概率增高，戒烟可以大大降低患癌症的风险……长期吸二手烟的人群也会受害，你家里还有孩子，尽量不要让孩子跟吸烟的人同处一室。"

"所以我下决心戒烟，"赵平洁说，"不光是为自己身体着想，也为家人、孩子们考虑。就是怕戒不掉啊！"

"烟瘾主要是尼古丁长期作用的结果，可以通过改变生活习惯、咨询医师、戒烟门诊、针灸疗法等戒掉烟瘾。所以戒烟必须有一定的意志力，才能真正戒烟成功。"

在门诊医生的鼓励和建议下，老赵设定4月30日为戒烟日，以后不再吸烟。医生帮助老赵拟定了一系列戒烟措施。

1. 改变工作生活环境和起居习惯，穿干净而没有烟味的衣服。撤走周围的吸烟用具（香烟、打火机、火柴和烟灰缸）。室内放一些无糖口香糖、水果、果汁和矿泉水，有烟瘾时，咀嚼口香糖，短时间休息，到室外运动，做深呼吸，消除紧张情绪。

2. 避免去往之前集中吸烟的场所或参与活动。

3. 改变"饭后一支烟"的习惯，餐后刷牙、漱口，保持口腔清洁。拒绝香烟的引诱，提醒自己，"再吸一支烟"足以令戒烟的计划前功尽弃。

4. 有强烈嗜欲时，可沐浴或跑步、打羽毛球、游泳，体育运动会使紧张不安的神经镇静下来，消耗能量，分散注意力，冲淡烟瘾。

5. 要经受得住失败。戒烟后又吸烟不等于戒烟失败，吸了一口或一支烟后并不是"一切都太晚了"，分析重新吸烟的原因，避免以后重犯。

赵平洁遵循医嘱，远离烟草。每天晨起早练，做有规律的健康运动，在小区绿地快走，做直腿抬高训练。每周爬三次楼梯，增强肌力与动作敏捷性。早晚采取一次腹式呼吸，隔天一次到社区医院康复科作肺康复训练。与谭明等几个老朋友相约去上海博物馆、中华艺术宫、刘海粟纪念馆、朱屺瞻艺术馆观赏名家书画，一方面开阔眼界，一方面增强身体耐力。

公共场所不能吸烟，不管是主动戒烟还是被动戒烟，经常外出走动，就能不接触烟草。赵平洁感觉自己的嗅觉较前灵敏了，能闻到路边的花草香，运动时呼吸也平稳许多。可要说一下子戒绝烟瘾，当然也不现实，多年的陋习，时不时从心底冒出抽烟的渴望。一天大概总有两三次烟瘾念头，有时一两分钟，有时持续时间长。实在忍不住的时候，也悄悄点燃纸烟，吸上一口两口。他尽量分散对烟瘾的关注力，出去逛街购物，使自己减轻对烟的渴望、忘记抽烟。

老赵每周一次去戒烟门诊随访，接受门诊医生的心理咨询，强化自己的戒烟决心。医生让他列出最紧迫的戒烟动机，以及诱发重新吸烟的消极因素，强化戒烟有益健康的目的，以及重拾烟瘾的危害，帮助老赵增强戒烟的自信。医生还教他绘制吸烟监测表，记录自己每天忍不住吸烟的原因，包括在什么时间、什么地点、什么情况下、和什么人一起，容易诱发烟瘾，日后如何避免。让他尽最大努力避开吸烟朋友与吸烟环境，应对内心深处时不时冒出的吸烟渴求，向家人、邻居、朋友、同事反复强调自己戒烟的决心，取得周围人的配合和支持，提高面对吸烟渴求时避免吸烟的自我效能，养成无烟的生活方式。

青浦泖塔，唐僖宗乾符年间由僧如海在泖河中小洲建塔，"井亭五层，标灯为往来之望"。赵平洁风尘仆仆，流连河畔，观赏这曾经流经青浦、松江、金山，至浙江平湖的大湖荡。

松江辰山，山峰逶迤，林壑尤美。赵平洁带着孙子穿行林间，看"护珠塔"在影影绰绰的山岚雾霭中亭亭玉立，尽显风姿。

浙江绍兴，赵平洁与谭明坐在咸亨酒店里，看店面挂满咸鱼、咸肉，陈年佳肴历久弥香。酒坛里的黄酒，桌上的霉干菜、紫菜、咸鲞、蟹酱、干贝、香榧，价格有点贵，但"一分价钱一分货"，绝对货真价实。老绍兴用旧杆秤，分量精足。成交时，客气地递上一支烟，赵平洁连忙摇手："对不起，不吸烟。"

2024年5月，经过一年的艰苦自律，赵平洁终于从终日烟雾缭绕的环境中走出来。先从每天5支约束到日夜只抽2支，再到偶然点烟偷偷吸上一口两口，最终彻底断绝烟瘾，正式摘去"烟民"的帽子。

戒烟成功后，赵平洁习惯在口袋里装点坚果、硬糖，遇到口腔不适时，嚼上一颗两颗就能改善口感。而且他的慢阻肺症状也因为戒烟并结合相关康复理疗，有了明显的好转，精神状态比一年前好多了。

社区办了个儿童书画班，老赵自告奋勇担任义务辅导员。这天他正在给孩子们上课，谭明气急败坏地赶来找他，怀里抱着一卷旧画轴。等到他下课，展开画轴，只见远山静水、缓坡平山、孤岛寒汀、疏林修竹，俨然明清佳作。而且笔法老辣，晕染淡漠，老赵一眼看出是大名头的古画。再往下，果然是明代倪云林的名款。

"这是文物，明人精品，你怎么随便拿在手上？"

"你再往下看——"

画轴继续展开，赵平洁惊出一身冷汗。他有点不相信自己的眼睛，只见原装原裱的文物上有一个灼焦的破洞。

"一边抽烟一边赏画，一失手，燃着的烟头掉落在画面上……老赵，你认识古画修复的专家吗？"

 医生的话

戒烟过程中可能会出现头晕、焦虑、烦躁、情绪低落、遇事易怒，以及手足颤抖、全身乏力、咳嗽、失眠等反应和症状。这需要有一个逐步适应的过程，戒烟者要做好充分的心理准备。建议适当参加户外运动，不熬夜，有充足睡眠，饮食上应注意荤素搭配，合理控制食量，使身体逐渐适应。如果出现特别难受的症状，应及时就医，在医生指导下作出相应处理。

戒烟针灸疗法效果不错，通过针刺穴位，使吸烟成瘾者减少、消解烟瘾，达到戒烟的目的。以前有电子烟戒烟法，采用尼古丁含量从高到低的烟液，取代普通烟以解瘾，从而让人逐步摆脱对尼古丁的身体依赖。但戒烟更多是靠个人意志力，电子烟戒烟法并不提倡推广。（廖健华　金青见　邵倩）

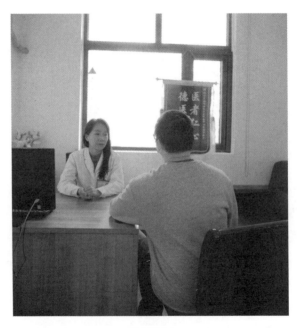

戒烟指导

四十四、携手前行，共启新生
——艾滋病关怀案

梅花已落，百花未起，乍暖还寒的早春时节，一对年轻男女携手走进梅陇社区公共卫生 VCT（艾滋病咨询检测）门诊。

阳光下的男孩显得特别年轻，像中学生，剃着短短的黑头发，眼睛清澈明亮，肩膀宽厚，说话慢条斯理，文质彬彬。他身后跟着一个漂亮的女孩子，身材适中，微鬈的栗色短发，亭亭玉立。

他们是来社区公共卫生中心办艾滋病病人健康证——准确定义为"治疗证"的。艾滋病病人在上海市公共卫生临床中心全面体检后，凭医院转介回执表至所在辖区社区卫生服务中心公共卫生中心领取治疗证。这是病人领取免费抗病毒药物、免费检查及享受相关国家福利政策的凭证，用于治疗过程中记录随访日期、用药情况和审核。治疗证最长使用期限为 12 个月，持证人在失效期限前至发证机关进行更换。

艾滋病咨询检测由病人自行选择，其过程受国家法规政策保护，严格遵循自愿、实名、保密原则。接待他们的王医生按惯例不主动询问病人的病情症状、目前健康状况，只是将办证的材料交给男生。经验告诉她，男女同来办证，一般患病的应该是男性。不料男孩主动跟王医生说，是给自己女朋友来办证的，两人是热恋中的一对情侣。

女孩子始终没有开口，整个流程都是男孩帮着完成。男孩有条不紊，体贴默契，王医生出于对年轻人的尊重，也没有多说话。她熟练地将封好的证件打开，让病人确认信息，按照工作常规对病人进行健康宣教："艾滋病病毒感染者要经过数年，甚至长达10年或更长的潜伏期后才会发展成艾滋病病人，一般初期的症状如同普通感冒，全身疲惫乏力、食欲减退、持续性发热、形体消瘦，随着病情的加重，因机体抵抗力极度下降，会出现多种感染，以后渐渐侵犯内脏器官，后期常发生恶性肿瘤，长期消耗以至全身衰竭而死亡。艾滋病被列入中国乙类法定传染病，艾滋病的传播途径包括性接触传播、经血液及血制品传播、经母婴传播三个途径。希望病人和家属注意做好个人卫生，积极防护。"

虽然作为艾滋病病人和家属，对疾病的发生发展多少有点知晓，但王医生平易近人的讲述，还是使两个年轻人感到温暖欣慰。彼此间距离拉近，一直沉默的女孩子终于主动开口，问一些细节，尤其是自己的病会不会传染给男朋友……王医生尽可能地给她鼓励，帮她树立战胜疾病的信心。

不知不觉，医患之间交谈了一个多小时，男孩一直默默陪在旁边，微笑地看着女孩。俗话说，上帝为你关上一扇窗，却又为你打开了一扇门，女孩患艾滋病是不幸的，但她遇到了一位真心爱她的男孩，却又是幸运的。纷繁的尘世中，能有如此纯挚的爱情实属珍贵。

结束交谈，王医生向两个真诚相爱的年轻人表示祝福，他们也向真心关怀他们的社区医务人员表示深深感谢。

在接下来的时间里，王医生按常规每个月都对病人进行健康随访。女孩吃的是国家免费提供的抗病毒药物，依从性很好，吃药时间能精准到每天一分钟都不差。显而易见，女孩的治疗效果也很好，病毒得到有效控制。

两个月后，大地回暖，满枝春意时分，他们又来到VCT门诊咨询，这次问的是能否结婚生育。

"艾滋病病人能结婚生育，前提是要有严格的干预治疗。"王医生说，"已确诊艾滋病病毒感染的育龄妇女，应在医生指导下规范服用抗病毒药物，并定期复诊。结婚后有妊娠计划的，要在医生指导下选择最佳妊娠时间。感染的育龄妇女，最佳妊娠时间一般为规范服用抗病毒药物，至病毒载量呈检测不到水平并维持 6 个月后。孕后，孕妇需在临床医生的指导下服用抗病毒药物，定期进行相关检测，监测治疗效果，并定期随访。孕产妇应在医生指导下进行安全分娩，减少母婴传播机会。婴儿应在出生后 6 小时内尽早服用国家免费抗病毒药物，并定期进行检测和随访，到 18 月龄时才能明确是否感染。根据国家卫生健康委发布的数据，艾滋病母婴传播率已由未干预时的 34.8% 下降到 3%。"

王医生建议他们到上海市公共卫生临床中心做全面健康检查评估，干预治疗后再做综合决定。

两年后，又是一个乍暖还寒、百花未醒的早春时节，这对年轻人来换健康证。这次，女孩怀里还抱着一个小宝宝。王医生看着那张胖嘟嘟的笑脸，惊喜而欣慰。

生活无常，酸甜苦辣，风霜雨雪，有佳偶携手前行就是生命的最大幸运。王医生衷心祝愿他们全家岁岁年年保持自己的幸福，坚持健康的生命节律，让往事如烟，让岁月静好，与下一代共启生命的新旅程。

 医生的话

作为一名公共卫生医生，在防艾工作中接触了很多艾滋病病人。人们都是谈艾色变，我们需要向大众做好宣教，提高警惕，加强防范，保护自己。但是，对于那些彷徨在病耻和歧视之间的艾滋病病人，我们更需要做好科普工作。管理好病人，让他们积极配合社区医生的随访，并及时申请抗病毒药物治疗，帮助病人控制病情，同时也能让病人跟普通人一样积极阳光地生活。公共卫生医生在保护好正常人不患病的同时，更要保护好已经患病的人。艾滋病防控科普任重道远，人人知艾，人人防艾，艾滋病才能远离我们每个人。（王丽娟）

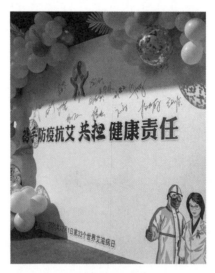

公共卫生宣教

四十五、耄耋之年，旧侣重逢
——安宁疗护案

窗帘一动不动地垂着。窗外十分安静，间或有几声鸟鸣以及车辆驶过的声音，转瞬间又归于无声。夏天傍晚的夕阳斜斜地透进房间，细小的微尘在光影中浮动，让护理病房更显温柔安谧。床边的心电监护仪荧光闪烁，一个细颈白瓷瓶里插着石竹花，线条很婀娜。

老叶静静地躺在床上，鼻孔里插着氧气管，臂上留置着输液管，病房护士、护工过来给他测体温，检查排泄物，做包括口腔、形体、卧位等晚间护理。老叶微微抬手，向年轻的医务人员与护工表露感谢之意。

梅陇社区卫生服务中心安宁疗护医疗团队，由一群接受过安宁缓和培训的专业人员，包括医生、护士、志愿者、理疗师、护工组成。当各种现代医疗措施已经无法控制病情的进一步恶化，病人的预期生命进入倒计时时，安宁疗护"维护生命，把死亡看做正常的生理过程"，不加速也不拖延死亡，为重症病人提供身体、心理、精神方面的抚慰照料与人性关怀，以缓解病痛、舒缓情绪。让病人在有限的生命时间内，仍享有最佳的生活质量，安心而有尊严地走完人生最后一段旅程。同时帮助病人家属平静地面对亲人的离去，达到逝者安息、家属安宁的疗护目的。

护士小刘摸着老叶的手，在他耳边轻声道："叶老，手这么凉。听护工刘阿姨说这两天你滴水未进，整天不动弹，晚上也睡不好，有什么心事吧？"

老叶的老伴走得早，当时三个儿子，老大 12 岁，小的才 5 岁，他又当爹又当娘，把三个儿子拉扯大，培养成才，成家立业。进入晚年，喜欢声乐的他在老年合唱团认识了因车祸丧偶的梅阿姨，起初也只是台上台下以歌会友的普通朋友。在迎世博的一次市民歌咏活动中，老叶走下舞台时不小心钩破了身上穿的一条哔叽裤。一条旧裤，按理说也算不了什么，但这是当年老叶结婚时的礼服裤，平时舍不得穿，这次活动才从箱底翻出来。不料穿了半天就钩了个破洞，这让老叶很是懊恼。梅阿姨看在眼里，卸妆时悄悄对老叶说："我带回去给你补一下。"老叶推谢了一下，但自己也确实不会针线活，就把破裤交给了梅阿姨，心想补个破洞也费不了多少事。却不料，梅阿姨不是用缝纫机补，而是手工织补。

织补可是有一定技术含量的，而且斜纹的哔叽修补起来非常麻烦，要在破损的毛茬上观察织物的结构，判定它的密度，还要采用裤料边角上同色的经线和纬线，一丝丝拼接。这样完工后，即使仔细辨认，也很难发现原来的破损处。旧时上海的织补工艺闻名全国，可后来很少再有人把破损衣服拿去织补。喜新厌旧和求新求变的年轻人，终使这个行业走向式微。只有博物馆的藏品、名家名伶穿过的行头等有纪念意义的衣物，才需要老底子的旧手艺提供服务。

老叶拿到梅阿姨精工细作、修旧如旧的礼服裤，心里五味杂陈。于是，便有了后来正月十五元宵、五月端午粽子、八月十五月饼的礼尚往来。梅阿姨腰椎间盘突出手术治疗卧床期间，老叶时不时给苏州籍的她网购陆稿荐的酱肉、五芳斋的五香小排骨、采芝斋的虾子鲞鱼、洞庭东山的白沙枇杷……

可是当两位老人有意进一步发展彼此关系的时候，却遭到双方子女的坚决反对。也不能过于责备孩子们的不通情理，当代社会以牟取房产钱财为目的的"黄昏恋"陷阱比比皆是。两个有同样丧偶经历和爱好的老人，终于从渐走渐近又渐行渐远。

初夏雨后，晴窗粉壁，新枝碧绿。浓翠欲滴的叶片间，舒开团团簇簇洁白轻盈的花萼，花香浓郁，温润如玉。此花形似商周青铜酒器"卮"，故名"栀子花"。住在梅陇社区服务中心护理病房的梅阿姨长久地看着花，闻着花香，眼睛里便有了喜悦。栀子花香冲淡了过氧乙酸的味道，护理病房便有了鲜活的气息。

护士小刘每次来给她送药，常常坐在床边陪老人聊天。回忆老上海的风土人情，讲些梅陇地区的新旧变故。小刘给老人梳头，红色的塑料梳子高一下低一下地扒梳，老人闭着眼睛，静静享受。小刘有意无意地提到老叶——曾经的隔壁近邻，彼此知根知底。精神好的时候，老叶跟小刘提起梅阿姨的过往旧事，虽然她现今头发灰白，历尽沧桑，可也曾经满头青丝。小时候，还穿绣花鞋，梳长辫，扎红色蝴蝶结，一袭白衬衫黑背带裙，是个洋气的女学生……小刘转述老叶的话时，梅阿姨听得出神，便也转弯抹角地问起老叶的近况。得知老叶重症病危，去日无多，便央小刘帮着穿戴，趁着近时精神尚好，去病房探望老叶。

下床时，小刘问梅阿姨是否愿意在发髻上戴朵栀子花，老人羞涩一笑，上扬的嘴角明显是赞许。小刘挑了一朵刚开的花，摘去叶子，别在她的左耳边上。老人对着镜子，顾盼之间有点伤感：老了，配不上这样鲜灵的花。

当天晚上，白发苍苍、戴着栀子花的老太太在护士们的搀扶下，出现在叶老先生病床前。已经久无表情的老叶露出了不易察觉的笑容，护士们则悄悄离开病房，让两位重逢的老人静静相对，用眼神交流彼此的感情……

第二天一早，老叶在医生护士的陪护下，心电监护仪上生命的荧波渐行渐息，最终变成一条直线。

 医生的话

安宁疗护，为疾病终末期病人在临终前提供身、心、社会全方面人文关怀的服务，力所能及地满足病人最后的需求，帮助病人舒适安详、有尊严地离世，让每位逝者的家庭都可以悲而不伤地开启新生活。安宁疗护护理组的成员们不仅仅是为生命续航的白衣天使，更是站在生命天秤另一端的护航使者，担起那些不能承受之重，为心灵减负，为正能量加分。（刘芳　尤津津　张洁琼）

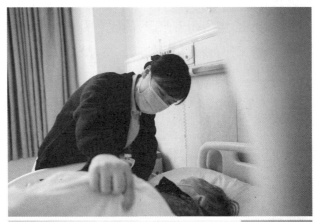

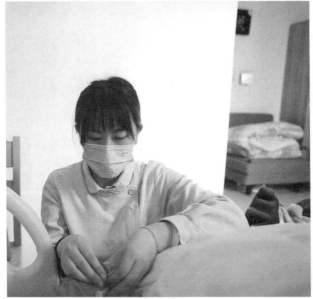

安宁疗护

后记

写在梅陇社区卫生服务中心建院 70 周年之际

梅陇,以及周围曹行、朱行、罗阳地区,位于上海西南隅城乡接合部,改革开放之前这里还是一片蒹葭苍苍、白露为霜、长桥流波、黄泥青瓦的乡村区域。远离上海市中心区,居民出行,特别是看病求医,途远且阻,困顿难行。

1954 年 8 月 24 日,本地居民家门口的医院——梅陇社区卫生服务中心建立。这是一所以社区居民和流动人口为服务对象的综合性一级医院,下设罗阳、曹行、朱行、梅陇四个门诊部。建院 70 年以来,一代又一代医务人员用心用情践行医者厚德仁心,与时俱进,踔厉奋发,用人性化服务、精湛医术护航社区居民生命健康,尽职尽责做好居民"健康守门人"工作。

中心于 2005 年 12 月建设成为上海市标准化社区卫生服务中心,先后获得"上海市文明单位""上海市卫生健康系统文明单位""上海市爱心助老特色基地""上海市平安单位",上海市首批"示范性社区康复中心"、上海市首批"社区护理中心"、上海市首批"社区标准化口腔诊室""上海市中医药特色示范社区卫生服务站"、全国"基层医疗机构呼吸疾病规范化防诊体系与能力建设"优秀单位、"全国第七批国家标准化心脏康复中心认证医院"、上海市房颤中心联盟"先进房颤分级诊疗践行单位"等荣誉称号,建设成为国家重点研发计划"老年全周期康复技术体系与信息化管理研究"科普推广单位及示范基地、肺功能全周期康复示范基地、COPD 全周期康复示范基地、老年全周期-预防示范基地,是全国基层带状疱疹疾病防治协作单位,国家重点研发计划《主动健康与老龄化科技应对》重点专项健康管理综合服务应用示范项目推广单位。2023年成为上海健康医学院附属社区卫生服务中心。

目前中心总院位于梅陇镇景彩路100号,下设曹行分中心、朱行分中心、梅陇门诊部,南方、高兴、行南、曹行4个社区卫生服务站,曹行村、曹中村、集心村、民建村、曙建村、许泾村、五一村、永联村8个村卫生室。核定住院床位66张,其中安宁疗护病床7张。目前有临床医师134人,其中全科医师106人,护理人员123人,医技人员22人,公卫人员25人,药剂人员24人。高级职称39人、中级职称195人、硕士学历29人、本科学历315人。

中心秉承"诚信、笃行、立德、仁爱"医院文化,以精湛技术、真诚理念、高质量服务水平,着力推进健康闵行建设,全方位全周期保障人民健康。目前中心建有全科、中医科、妇科、儿科、康复医学科、皮肤科、精神科,以及预防、妇女儿童保健、计划免疫、精防条线、传染病防治、慢性病管理、公共卫生中心等临床科室,检验、影像、超声、心电图等医技科室和护理中心。集预防、医疗、保健、康复、健康教育和计划生育指导"六位一体",担负梅陇镇28平方千米内31.45万居民的预防、保健、医疗、康复、健康教育、计划生育等技术指导和社区卫生综合服务。围绕便民利民服务宗旨,持续深化社区卫生服务综合改革,提升社区"全专结合"能力,完善分级诊疗制度建设,做实家庭医生签约服务。以信息化为依托,以人才培养为保障,强化医政管理,加强医疗质量和医疗安全监管,提高医疗效率,有序推进公共卫生服务,做实社区慢病防治。

上海2015年开始实行家庭医生签约服务,梅陇社区卫生服务中心作为首批试点单位,积极推进家庭医生制度建设,以提高居民的卫生服务获得感为宗旨,持续为居民提供全方位健康管理服务。

党的二十大以来,中心贯彻习近平新时代中国特色社会主义思想初心,不断提升社区卫生医疗服务和健康管理能力。医务人员把自己的职业梦想融进健康服务的温度,提升居民的满意度。依托闵行区"区校共建"卫生战略,引入复旦大学、上海交通大学、上海中医药大学、上海健康医学院等医学院校资源,与中山、华山、龙华等医院擘画科研项目共建,建立科研专家库,提升社区卫生科研、教学能力。按照紧密型城市医疗集团建设试点方案,深化"闵中心-梅陇医联体"合作,推动全科、康复医学科、中医科、口腔科等学科建设,推行中西医康复融合、"防治康"一体化,试行闵中心出院病人回社区康复举措,实施"小病在社区、大病进医院、康复回社区、健康进家庭"的分级诊疗新模式。

本书撷取"家门口医院"便民服务的 45 个临床案例,以纪实+科普的形式讲述梅陇社区卫生服务中心守护家门口居民的身心健康的故事,"保持定力、增加耐力、勇于攻坚克难",以及"用拼搏唱响时代赞歌,用奋斗点亮人生幸福"的坚定自信和职业风范。

本书的付梓得到闵行区卫生健康委员会领导的支持,全院医务人员积极参与,复旦大学附属中山医院原院长、《中华全科医师》杂志总编杨秉辉教授受邀赐序,在此一并致谢。

2024 年 8 月